U0221420

掌中宝系列

颈肩腰腿痛

一扫光掌中查

臧俊岐 | 主编

湖南科学技术出版社

图书在版编目（CIP）数据

颈肩腰腿痛一扫光掌中查/臧俊岐主编.--长沙:湖南科学技术出版社,2017.9

（掌中宝系列）

ISBN 978-7-5357-9194-8

Ⅰ.①颈… Ⅱ.①臧… Ⅲ.①颈肩痛-按摩疗法（中医）②腰腿痛-按摩疗法（中医）Ⅳ.①R244.1

中国版本图书馆CIP数据核字(2017)第015164号

JINGJIAN YAOTUI TONG YISAOGUANG ZHANGZHONGCHA

颈肩腰腿痛一扫光掌中查

主　　编	臧俊岐
责任编辑	何　苗　王　李
文案统筹	深圳市金版文化发展股份有限公司
摄影摄像	深圳市金版文化发展股份有限公司
出版发行	湖南科学技术出版社
社　　址	长沙市湘雅路276号
	http://www.hnstp.com
湖南科学技术出版社天猫旗舰店网址：	
	http://hnkjcbs.tmall.com
印　　刷	深圳市雅佳图印刷有限公司
	（印装质量问题请直接与本厂联系）
厂　　址	深圳市龙岗区坂田大发路29号C栋1楼
版　　次	2017年9月第1版第1次
开　　本	890mm×1240mm　1/64
印　　张	4.5
书　　号	ISBN 978-7-5357-9194-8
定　　价	24.80元

前言
PREFACE

你知道我们人的衰老，最先从哪里开始吗？

关于这个问题的答案，古往今来，众说纷纭。有说从牙齿、腿脚开始的，也有说是从眼睛开始。事实上，我们人的衰老，最早是从脊柱开始的。近百年来的医学研究发现，当脊柱椎间盘发育结束后，退化也就随之开始了，这意味着一个人开始逐渐走向衰老。

我们日常生活的体验也揭示着脊柱的重要性：劳累一天之后，最大的感觉是什么？腰酸背痛，疲乏无力，对吗？

有研究证明，许多原因不明的慢性疑难杂症的病因，皆源于脊柱，如头痛、眩晕、失眠、原发性高血压等，均与颈椎相关；习惯性便秘、腹泻、阳痿、痛经等则与腰椎相关。所以，如何做好颈肩腰腿的养护，让自己的身体少生病、不生病，对每个人的健康来说就显得尤为重要。

本书通过膳食调养、中医理疗、运动锻炼等，让颈肩腰腿痛患者在轻松无痛苦的治疗过程中恢复健康。同时，本书每章内容都配有相关图解或真人示范图片，还有相应的二维码，扫一扫，简单又明了，一看就懂，一学就会。

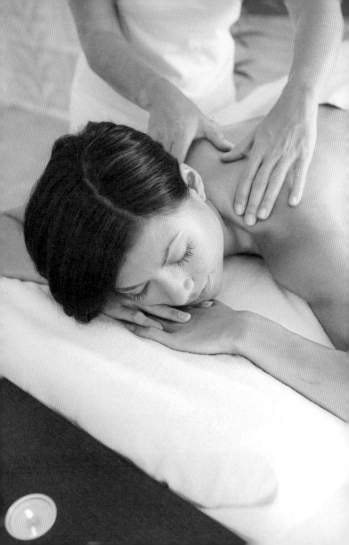

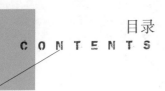

目录
CONTENTS

PART 1

知己知彼，轻松赶走恼人的颈肩痛

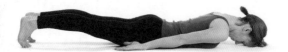

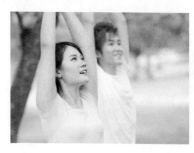

PART 2

豁然开朗，正确认识腰腿痛

PART **3**
颈肩痛原发病及并发症的对症治疗

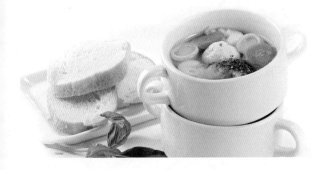

PART 4

腰腿痛原发病及并发症的对症治疗

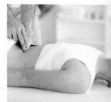

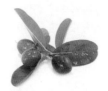

PART 5

辨证施治，中药对症止痹痛

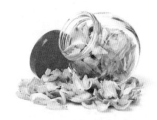

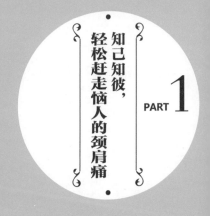

PART 1

知己知彼，
轻松赶走恼人的颈肩痛

整天吹空调的办公族常说脖子酸、肩膀痛；
很多人年纪大了，常感到脖子僵硬和肩膀不灵活；
交通意外容易导致颈部惯性损伤；
很多低头族，容易患上姿势不良性颈肩病。
颈肩病多表现为疼痛，
不适区域可能是头、颈、肩、手、背，
要正确认识其病因，才能"对症下药"。

颈肩部的结构特点

颈、肩部是人体上半身非常重要的部位，在头部和躯干之间，颈部连接着头部和躯干，肩部连接着躯干和手臂。无论头部和上臂要做什么样的活动都离不开颈、肩部的支配，它对人正常的活动起到非常重要的作用。

⊙ 颈部的结构和特点

颈部由颈椎（骨关节和椎间盘）、颈神经、血管、肌肉、韧带等组成。其主要部分是颈椎，为人体脊柱的颈段。颈部疾病，主要表现为颈椎活动不利、神经血管病症、软组织（肌肉韧带）损伤导致骨关节运动失调等。

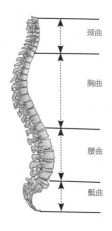

颈曲

胸曲

腰曲

骶曲

椎体和椎弓共同组成了颈椎。椎体在前，椎弓在后，两者环绕，共同形成椎孔。所有的椎孔相连就构成了椎管，脊髓就被容纳其中。

椎间盘是颈椎的另一个重要组成部分，夹在脊柱的两个椎体中间，可以连接椎体，是由髓核、纤维环和软骨板三部分组成的纤维环组织。

颈椎有7块椎骨，除第一颈椎和第二颈椎之间没有椎间盘外，其余颈椎骨之间以及第七颈椎和第一胸椎之间都夹有椎间盘，颈椎共有6块椎间盘。

正常颈椎是向前凸形成颈曲的。颈椎前凸生理曲度的存在，增强了颈椎的弹性和支持性，可以减缓外力对脑和脊髓的震荡程度，也是医生利用X线诊断颈椎是否发生病变的重要依据。

椎间孔是由椎骨的椎下切迹和下一块椎骨的椎上切迹构成。椎间孔是节段性脊神经出椎管，及供应椎管内软组织和骨结构血运的血管及神经分支进入椎管的门户。上下界为椎弓根，前界为椎体和椎间盘的后外侧面，后界为椎间关节的关节囊，黄韧带外侧缘亦构成部分椎间孔后界。正常情况下，椎间孔要比通过它的所有神经血管宽大，剩余空隙被疏松的结缔组织和脂肪填充，以适应这些结构的轻度相对运动。若构成椎间孔上下前后界的部位发生病变，容易引起神经血管受压征。

⊙ 肩关节的结构和特点

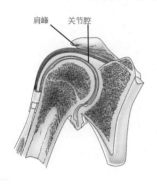

肩峰　关节腔

肩关节是由肩胛骨的关节盂与肱骨头组成，肩胛骨上还连接着锁骨，属球窝关节，又称肩肱关节。

肩关节盂周围有纤维软骨构成的盂缘附着，使关节窝变得更深。但肱骨头的关节面较大，关节盂的面积仅为关节头的1/3或1/4。因此，肱骨头的运动幅度较大。

关节囊附着于关节盂的周缘，上方包绕盂上结节，下方附着于肱骨的解剖颈。关节囊薄而松弛，下壁尤其明显，囊内有肱二头肌通过。囊外有韧带及肌腱加强其稳固性，唯有囊下部无韧带和肌腱加强，最为薄弱，故肩关节脱位时，肱骨头常脱向前下方。

因关节盂不能完全包绕固定肱骨头，且其外关节囊薄而松弛，所以肩关节是人体运动范围最大而又最灵活的关节，它可以做屈伸、收展、旋转等运动。

痛是"报警"信号，
颈肩病的典型病症

中医有"不通则痛，不荣则痛"之说，痛表示身体有问题。颈肩病最常见的症状就是疼痛、酸胀麻木、活动受限等，若症状反复出现或持续性发作，不能自行缓解，则可视为"报警"信号，需引起关注，尽早诊治。

⊙ 颈病

颈病，最常见的就是颈部局限性不适，当然颈病不一定表现在颈，症状可能出现在颈部、头部、肩部、背部、手臂部、上胸部等。所以颈部及其周围相关部位，反复出现不适症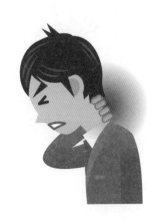状，症状持续发作，就可视为颈病的"报警"信号。

颈椎病是颈部疼痛的典型病症，它指的是由于颈部骨骼、椎间盘、韧带发生病变，神经根、脊髓、椎动脉及软组织受到外界刺激或压迫，引起的以颈肩部疼痛、麻木为主要表现的一组综合征。根据发病症状和体征的不同，可分为以下6种类型：落枕型、痹证型、眩晕型、痿证型、五官型、混合型，其中以落枕型、痹证型、眩晕型最为多见，多型症状混见需具体分析。

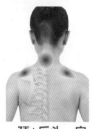

颈+后头、肩

1.落枕型（颈型、局部型）

症状：颈部剧烈疼痛，并放射到枕顶部或肩部，头部活动严重受限，患者为了缓解疼痛而常用手托住下颌。

体征：患者颈项部肌肉紧张，一侧或两侧均有压痛点，头颅因疼痛而不愿活动。

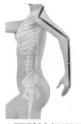

颈臂神经通路

2.痹证型（神经根型）

症状：肩、颈、背、上肢某一处出现持续性酸痛，并放射到手肘处，还会出现刺痛；颈及上肢出现运动障碍。

体征：受累处颈神经根的神经分布区有压痛感；肱二头肌或肱三头肌反射减退或消失。

3.眩晕型（椎动脉型）

椎动脉供血处

症状：位置型眩晕或猝倒；耳聋、耳鸣、视觉障碍；感觉异常、无力持物；严重者出现对侧肢体轻微瘫痪。

体征：若使颈椎后伸、侧曲至一定程度，头部眩晕感会加重或猝倒。

4.痿证型（脊髓型）

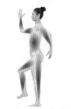

四肢、身躯

症状：步态不稳、行走无力；单侧或双侧下肢颤抖、乏力、麻木。

体征：四肢肌肉张力增高，浅反射减弱；严重者可诱发同侧的髌阵挛或踝阵挛；出现痛觉障碍，深感觉消失。

5.五官型（交感神经型）

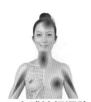

交感神经通路

症状：头痛、恶心、眩晕、眼干涩、鼻塞；肢体怕冷发凉，局部多汗等。

体征：颈肩部肌肉痉挛，出现强直反应；患处上肢表皮温度低、发凉、出现水肿；汗腺分泌异常等。

6.混合型（前5种混见）

同时存在上述两型或两型以上症状、体征者。

⊙ 肩病

肩病，最常见的就是肩部局限性不适，症状可能牵拉到手臂、胸背、颈项部、甚至头部。肩部疾病最明显的特征表现就是疼痛，还会伴有发酸、麻木、肿胀等，严重的会引起功能障碍，比如旋转不利、关节活动受限等。所以肩部及其周围相关部位，反复出现不适症状，症状持续发作，可视为肩病的"报警"信号。

肩周炎是肩部疾病的典型表现，它的全称是肩关节周围炎，是肩关节周围肌肉、韧带、肌腱、滑囊、关节囊等软组织损伤、退变而引起的关节囊和关节周围软组织的一种慢性无菌性炎症。肩周炎患者主要表现为：肩部疼痛、肩关节活动受限、怕冷、压痛、肌肉痉挛与萎缩、X线及化验室检查无明显异常。女性发病率略高于男性，且多见于体力劳动者。由于50岁左右的人易患此病，所以本病又称五十肩。

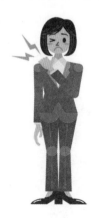

Tips

肩周炎常被误认为是引起肩痛的肩关节周围疾病的统称，导致很多肩痛的患者被误诊。肩周炎是一类引起盂肱关节僵硬的粘连性肩关节囊炎，表现为肩关节周围疼痛，肩关节各个方向主动和被动活动度降低，影像学检查除骨量减少外无明显异常。它是一种特定的肩关节囊疾病，并非肩关节周围不明原因肩痛的统称。

根据肩周炎症状的演变，原发性肩周炎分为3期：

①疼痛期：持续2.5～9个月，表现为逐渐加重的肩周围疼痛。

②僵硬期：持续4～12个月，此期肩关节疼痛缓解，而以渐进性肩关节活动度降低为特点，包括主动和被动的肩外旋、内旋和外展活动度全面下降，其中以肩外旋活动度降低最为明显。

③缓解期：持续5～26个月，肩关节活动度逐渐恢复。肩周炎有自限性的特点，未经治疗者整个病程为12～42个月，平均30个月。但即使病情得到最大程度的好转，仍有约60％的病例不能完全恢复正常，患肩活动度低于对侧正常肩关节。

究查病因，防大于治

颈肩痛，一部分是短期内发生的急性伤害，更多的是积劳成疾、旧伤迁延，也就是由长期的慢性疲劳或损伤引起的病痛。虽然人体的疾病在很大程度上与身体内外环境相关，但不良生活习惯也是疾病发生的一个重要原因。

⊙ 颈痛原因

1.不良习惯

休息、睡眠、坐姿、站姿等都与人体健康有密切关系。长期姿势不良，很容易导致颈椎受力不当；活动过少，容易引起局部肌肉收缩、舒张失调，肌力下降。这些都会导致颈部酸胀疼痛，引起颈部疾病。

1. 喜欢躺在床上或沙发上看书或看电视的人，时间过长就会造成颈部肌肉、韧带的慢性劳损。

2. 枕头、睡姿不当，或睡时吹风等，容易发生落枕，也容易加速颈椎功能退化。

3　长期低头玩手机或脖子固定一个姿势时间过久的人，容易发生慢性损伤。

4　长期吸烟的人易患颈椎病，烟中的尼古丁会导致颈部毛细血管的痉挛。

5　露肩吹空调、趴在桌子上午休、三伏天出汗后洗冷水澡等，都会影响颈部健康。

6　用颈肩夹着打电话，颈椎神经根受压迫，颈椎受牵拉，肌肉得不到放松，很容易脖子痛。

7　办公桌椅、屏幕高度等不合适，使得长时间低头、弯腰驼背，导致肩颈疼痛。

8　打字时用力按键盘、紧抓鼠标等小动作，长期则会演变成"过度使用症候群"。

9　上班族肩颈酸痛，一因缺乏活动，肌力不足，颈椎关节受压过大所致；二因压力相对大，导致肌肉紧张收缩引起酸痛。

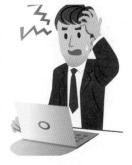

2.职业影响

很多人因工作需要，长期低头（IT男）、抬头（教师）、侧弯（小提琴手），而患上职业性颈椎病，多见于30岁之前。

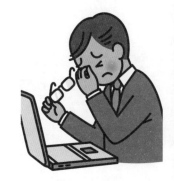

3.意外损伤

头颈部跌扑伤、碰击伤及挥鞭伤，均易发生颈椎及其周围软组织损伤，直接或间接引起颈椎病。如顶牛、头顶立、前滚翻及骑颈等活动，孩子躲闪拧耳朵，用巴掌拍孩子后头部，急刹车等。

4.身体内、外环境

经常处于潮湿、寒冷、烈风等恶劣环境中的人，体内容易被风寒湿邪等侵袭，经络被遏，局部不通或不荣，出现疼痛等症状，而头颈、关节等裸露部位，是最容易受邪侵袭发病的。

饮食、免疫力、精神状况等影响着人体内环境，也影响肩颈。喜食多油多盐、大鱼大肉的人，体内血脂高、血管弹性减弱、血管腔变窄，影响肩颈血供，局部肌肉组织容易缺血、缺氧，出现麻木、疼痛等不适。

5.身体疾病

引起颈痛的病症有很多，不同疾病有不同的表现。

1 颈椎间盘突出症，颈部疼痛，可出现颈周和手臂放射痛，受寒、喷嚏等可加重症状。

2 落枕，以晨起颈痛与颈项僵硬为主。颈肩部肌肉、韧带劳损也常见，有压痛点。

3 颈椎病，多见于中年以上者，症状不一，多无颈部活动受限，但劳损部位有压痛。

4 颈椎本身的一些疾患，如炎症、畸形、肿瘤、外伤、退化等，会造成颈肩痛。

5 颈脊髓疾病，如肿瘤、梅毒等，会颈痛。

6 神经血管压迫综合征，如腕管综合征，容易被误诊为颈椎病。

7 肩疾，也容易导致颈部疼痛。

8 严重心脑疾病，如脑膜炎等，也有颈痛、项僵。

⊙ 肩痛原因

1.肩关节错位

肩关节错位是最常见的肩关节外伤，多由于局部遭受外力打击、碰撞、挤压等使锁骨外端错缝移动而产生。另外，在上臂活动幅度过大、活动速度过快或用力不当时，也会发生肩关节扭伤。当用力不当或摔倒，受到猛烈牵拉时，肩关节附近肌肉会被拉伤和出现断裂。

受到损伤后，肩关节周围的肌肉、肌腱、韧带会出现局部的水肿、充血、渗出等，之后会进一步发展成为组织粘连。慢性损伤也是这样发生的，只有在长期疲劳的情况下，才会有明显的表面变化，但实际上关节的强度和韧性都受到影响而逐渐下降。

2.外感风寒湿

居室阴冷，常开空调制冷，夜晚袒露肩膀睡觉，淋浴受寒等情况下，寒邪就会侵入血脉，血遇寒则滞，就好像水冻成冰块就无法流动一样。血液循环不好，血流受阻必然会引起疼痛，身体正常的新陈代谢也会受到影响。因此，生活中应该注意肩部的保暖。

风邪、湿邪和寒邪类似，侵袭人体，都会导致局部瘀滞不通，引起疼痛。风邪多引起走窜性疼痛，湿邪多固定性疼痛、肿胀明显，得温疼痛不减。

3.肩部疲劳

长时间用眼：眼睛长时间聚焦会引起颈肩部的肌肉神经控制失调，导致肌肉紧张不能缓解，而出现疼痛。

固定姿势过久：高度不合适的电脑桌和长时间操纵鼠标、键盘，会引起颈部、肩部肌肉的紧张疲劳。

过度运动：健身或运动时，过度锻炼肩臂肌肉，或方法不当，都有可能损伤肩部肌肉，造成肌肉拉伤甚至断裂。

4.肩部退行性病理改变

随着人体的衰老，关节也在老化，尤其是进入更年期以后，激素的波动会引起骨骼、关节的一系列变化。常见的是骨质疏松、肌肉萎缩，抗病修复能力也会下降。

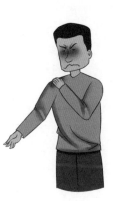

5.侧卧睡姿

侧卧会长时间压迫该侧肩关节、三角肌和腋窝，使该区域的软组织供血发生障碍。缺血、缺氧会导致臂丛神经麻痹，进而引起上臂发生麻木。若肩周炎患者继续侧卧睡觉，则会进一步加重病情。

颈肩痛的危害不可不知

颈肩痛，早期可能就是身体上的不适症状较明显，若不注重、不及时诊治，可能会越来越严重，影响到生活、工作，甚至是人身安全。

1.病痛影响

颈肩痛最直接的影响就是身体不适，影响人的情绪和机体功能，疼痛期间，生活、工作、学习各方面受影响。

如颈痛，出现颈向一侧倾斜姿势；肩痛，出现手托肘部怕肩部被碰的姿势；颈肩背肌肉僵痛，抬不起头，低不下头；肩颈痛，注意力难以集中，不能专心做事；颈肩痛伴随压迫神经血管，出现头晕、眼花、耳鸣、麻木等症状，在突然站起时容易眼前发黑。更严重的颈肩痛，还伴随压迫脊髓，可能影响到下肢的行走，包括走路不稳、腿麻、腿发软、走路像踩在棉花上面。

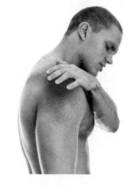

2.睡眠障碍

颈肩痛，常痛得难以入睡或睡不安稳。颈椎病引起的枕后疼痛，是引起失眠的重要原因。颈椎压迫神经，引起头晕、头痛、胃胀等并发症，也会影响睡眠质量。

3.高血压

颈椎病可引起血压增高或者降低，但以血压增高为常见，成为"颈性高血压"。由于颈椎病和原发性高血压皆为中老年人多见，故两者常并存。

4.吞咽障碍

吞咽时有梗阻感，食管异物感，少数有恶心、呕吐、声嘶、干咳、胸闷。这是由于颈椎骨压迫或刺激食管，或者自主神经功能紊乱导致食管痉挛或过度松弛。

5.视力障碍

表现为视力下降、眼睛肿痛、怕光、流泪、瞳孔不等大，甚至视野缩小、视力锐减。这与颈椎病造成自主神经功能紊乱及椎基底动脉供血不足有关。

6.颈心综合征

表现为心前区疼痛、胸闷、期前收缩等心律失常及心电图ST段改变，易误认为冠心病。这是颈神经受压所致。

7.生命安全

颈血管病变，容易引起头部供血不足，出现突然晕倒。若晕倒时，碰伤头部，很可能危及生命。

良好的生活习惯是防治基础

1. 少穿高跟鞋，不可避免时高度不超过5厘米，以免脊柱变形，影响颈椎健康。

2. 坐姿、站姿、卧姿等是一个人的习惯，一定要保持正确姿势，以免诱发颈肩病。

3. 避免长时间低头，不要躺着看电视、玩手机或平板电脑。

4. 午睡最好躺着，不要用趴着、仰着、靠着等姿势入睡。

5. "高枕无忧"是错的，枕头高度7～10厘米最合适，约自己的手掌横径。

6. 床的长度要比身高长20厘米，也不是越软越舒服，硬板床上铺7～9厘米的软垫较合适。

7. 少穿露肩、露背衣服，特别是天气寒冷的时候，肩颈保暖很重要。

8. 开车时胳膊不要长期上抬，胳膊上抬对颈椎的负荷最大，长期如此，可能导致颈椎病。

9 外出带包，手提和双肩背更好，手提、单肩背、斜跨要记得经常换侧。

10 不要单肩挎重包，久了容易变成高低肩，也会引起肩背酸痛、脖子强直。

11 尽量用台式电脑，笔记本电脑键盘小、屏幕低，容易低头伤颈椎，肩膀肌肉紧张也会酸痛。

12 避免在脖子上挂粗重的装饰项链，长时间佩戴容易给脖子造成负担，导致颈肩酸痛。

13 有空闲时不要一直都低头玩手机，否则，手会酸麻、脖子会痛，容易诱发颈椎病和肌腱炎。

14 长时间办公，可定时提醒自己活动躯干。如做做保健操，远处眺望等。一定要用鼠标垫，桌椅高度要适合，以防肩颈姿势性僵硬疼痛。

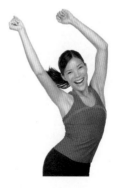

自我小保健，预防颈肩痛

颈肩痛，不要等到痛得难以忍受了才想到去医治，若疼痛几天后没有好转，一定要及时就医。"治不如防"，平时多动动，可以很好地预防颈肩病。贴膏药是大多数人常用的方法，其实防治肩颈痛的方法有很多。

⊙ 做做伸展操，动静结合肩颈安康

伸展操，以伸展动作达到放松颈肩为效。若患者做某些动作反而持续加重症状，则该动作不适合。

步骤

Step 1

肩前伸后拉 两手在胸前、后背交叉，肩部尽可能伸向远方。

Step 2

肩上抬 肩部放松，两手在头顶，肩膀尽可能伸向上方。

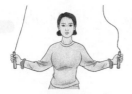

肩轮转　两手同时向前旋转，让肩膀活动开，再同时向后旋转。

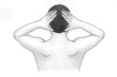

头上拉后仰　肩放松，头往上往后拉伸(可手托)，维持5秒。

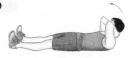

头前弯　头向前弯曲，下巴靠近胸部，维持5秒再放松，重复20遍。

头侧弯　头部尽可能向一侧弯曲，维持5秒，缓慢放松，每侧20遍。

头点米字　头前后左右旋转，让颈椎往各个方向缓慢运动。

⊙ 功能锻炼，小动作防治肩周炎

以下8个动作不必每次都做完，可以根据个人的具体情况选择交替锻炼，每日3～5次，每个动作做30次。

步骤

Step 1

屈肘甩手 背部靠墙站立，上臂贴身、屈肘，以肘点作为支点，进行外旋活动。

Step 2

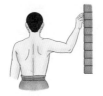

手指爬墙 用患侧手指沿墙缓慢上爬，到最大限度，再徐徐向下回原处。

Step 3

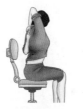

体后拉手 自然站立或取坐位，患侧上肢内旋后伸，健侧手拉患侧手，逐步拉向健侧并向上牵拉。

Step 4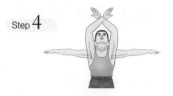

展臂站立 上肢伸直下垂，手心向下缓缓外抬到最高位置后停10分钟。

Step 5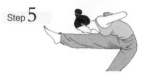

后伸摸棘 患肢内旋后伸，屈肘屈腕，中指指腹触摸脊柱棘突2分钟。

Step 6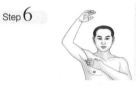

擦汗 患侧肘屈曲，前臂向前向上并旋前（掌心向上），用肘部擦额部，即擦汗动作。

Step 7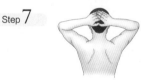

头枕双手 仰卧，两手十指交叉，掌心托头后部，两肘先尽量内收，然后再外展。

Step 8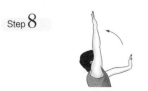

旋肩 上肢伸直，由前向上向后划圈，幅度由小到大，重复数十次。

⊙ 轻轻摇晃肩膀，比揉捏敲打更有效

许多人为消解酸痛常常会去找师傅按摩，不外乎是敲打揉捏。但与其这样，还不如抓住肩膀，轻轻地摇晃活动，可以触及周围肌肉与体内深处，促进血液循环。

下垂摆动：躯体前屈，使肩关节周围肌腱放松；用健侧手按住患侧的肩膀，然后做内外、前后、绕臂摆动，幅度可逐渐加大，速度适中。注意不要晃得太快，以手指出现发胀或麻木为度，以不产生疼痛或不诱发肌肉痉挛为宜。也可在俯卧位下进行，即将患肩垂于床外，然后做放松摆动。做过一遍后，歇几分钟，可换提1~2千克重物，重复摆动。

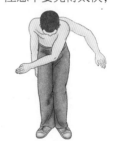

⊙ 热敷、照灯等，让温暖赶走颈肩痛

温热颈肩可以促进血液循环，只要血液流速加快，就可以加快消除累积在肌肉、血管内让你疲劳的物质。温热颈肩可以利用热毛巾敷在局部，或是用吹风机的暖风吹，最方便的还是用红外线灯、磁疗灯等照射。

⊙ **药枕，睡眠中治疗颈椎病**

合适的枕头，或者加了药材或磁石等做成的药枕，对安眠和防治颈椎病的效果更好。药枕多选用有祛风散寒除湿、活血化瘀、镇静安神功效的药材，如菊花、薄荷、白芷、细辛、佩兰、桂枝、艾叶、防风、川乌、川芎、乳香、冰片、决明子、薰衣草、檀香等。

⊙ **跳绳、太极等，"动出"健康颈肩**

很多运动，如跳绳、太极、游泳、瑜伽等，能带动全身包括颈肩的骨关节、肌肉，使关节滑利灵活，可提高人体抵抗力，加强肌肉的肌力和弹性，加快气血的运行和废物的排泄，还能提高睡眠质量，放松骨骼肌肉。当有僵硬的感觉时，立刻深呼吸，也可以放松肌肉。

⊙ **饮食影响多，"吃掉"颈肩痛**

颈肩痛的人，体内酸性物质、代谢废物增多，可多吃些碱性、有改善血液循环或利尿排毒功效的食物如蔬果，少吃酸性、肥甘厚味、高油、高盐、高糖等容易影响脾胃运化，使体内湿热滋生的食物。

扫除误区，颈肩更健康

⊙ 脖子动有咔咔声，不一定是颈椎病

有些人脖子酸时按脖子或者转动，会发出咔咔的声音，常怀疑自己颈椎有毛病。其实，只要是人体的关节，理论上来讲，都是可以发出响声的，因为在活动的时候，关节软骨之间会有一些摩擦，会产生响动。颈、腰活动或膝下蹲的时候出现的响动都不是异常的响动。但是如果响动比较频繁，响动的时候，响动的部位伴随有剧烈的疼痛，或者是转头、低头的时候，咔一声响，不能活动，要休息十几秒才能慢慢地松开，这种情况下，往往表明颈椎已经有问题了，这就是病态的响声。

⊙ 按摩时关节响，不一定表示疗效好

按摩时，因手法较重，很容易听见关节响声。这并不代表治疗有效、效果很好，只表示该关节活动开了、将粘连的组织分开了。这种手法对颈肩僵硬疼痛、活动受限有很好的效果，但有时粘连的关节组织强硬掰开反而会加重损伤。有响不一定好，不响不一定没效。

⊙ 别过度治疗，也别讳疾忌医

有些人一去医院就对医生要求做手术，能用的方法都用上，只要能把颈肩痛解决掉，也不管自己的问题有没有严重到须要动手术的地步。也有些人不愿意做任何有创治疗，觉得不安全，说不定做了也白做，还要挨上一刀，更担心手术没有做好，伤到神经或脊髓。每当颈肩疼痛，都保守治疗，但经常不能有效缓解疼痛或治疗缓解需要的时间很长或病痛反复发作。

还有好些人听信小广告或被小诊所诱惑，"包能治好"、"我们这里都是专家"，从不到正规医院检查确诊，可能被骗或让病情越来越严重。其实，如果颈椎确实有问题，还是要到正规医院的中医科、理疗科、骨伤科等专科诊治，不要去一些养生馆、小诊所进行保健按摩或推拿，要在明确病情后，在医师指导下推拿按摩。

如果病情通过锻炼、物理热敷、按摩、吃药等保守治疗已经不能缓解，而且病情还在加重，则需要到正规医院检查就诊。

⊙ 脊柱发生侧弯，减肥太瘦影响不大

脊柱侧弯，常看见的就是斜肩膀，男女出现的比率是1:4，而女性中又是瘦人比较多。这些出现脊柱侧弯的女性一般从小到大都比较瘦弱，而很少是因为后天节食减肥变瘦才发生脊柱侧弯。若太瘦影响到骨骼强度或肌肉拉力、引起内脏组织移位等，也会造成脊柱侧弯。80%以上发生侧弯的原因目前还不明确，与遗传、基因变化、体内肌肉组织或者神经组织的异常变化有关系。

⊙ 颈肩痛不都是颈椎病、肩周炎

尽管颈椎病、肩周炎是造成颈肩痛的常见原因，但现实中还是有许多疾病是以颈肩痛为主要症状的。颈肩痛只是一种症状，不要让疼痛掩盖了其他疾病。

⊙ 颈肩病不一定动手术最好

很多颈肩痛患者去看病，听医师说要动手术或其他有创疗法时，患者会疑惑是不是一定得动手术。除了选择正规医疗机构就诊避免被忽悠外，可以仔细咨询医师，做手术是要有手术指征的，一般是根据病情的严重程度和术后愈后确定是否手术。

PART 2

豁然开朗，
正确认识腰腿痛

以前常听一些老人说腰酸腿乏，
看他们扶腰走路困难。
现在反而常看到很多年轻人因为腰腿痛来看病。
随着社会发展，人们生活工作方式发生变化，
就像腰腿痛，很多病已不再是"老人病"。
年轻，不再是挥霍的资本，若不注意保养，
很容易让腰腿痛等"老人病"找上身。

从外到里说你的腰

腰，一般指的是东西的中段，人的腰也是位于人体中间的一截，身体胯上胁下的部分。一般我们把肚子及其后背相对的位置称为腰，分为腰腹部、腰背部、侧腰部。腰不仅是身体表面我们能摸到的部位，还包括它内在的组织器官。

1.皮肤系统　皮肤、毛发、汗腺、皮脂腺。

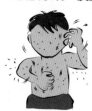

常见腰痛病症：带状疱疹、皮炎、湿疹、蚊虫叮咬伤、过敏、荨麻疹、癣病、疥疮、玫瑰糠疹、毛囊炎、压疮、创伤等。

2.神经系统　脑、脊髓、周围神经。

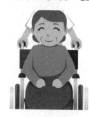

常见腰痛病症：炎症（如脑膜炎、脊髓炎）、水肿、压迫（如坐骨神经痛）、肿瘤、癫痫、神经症、神经损伤、共济失调、瘫痪等。

3.消化系统　胃、十二指肠、小肠、大肠、肛门、肝、胆、胰。

常见腰痛病症：炎症、溃疡、肿瘤、穿孔、梗阻、堵塞、痉挛、食积、创伤、胆结石、脂肪肝、痔疮、胃肠神经官能症、胃酸过多等。

4.泌尿系统　肾、输尿管、膀胱和尿道。

常见腰痛病症：炎症、结石、肿瘤、囊肿、堵塞、压迫、创伤、肾衰竭、肾病综合征、尿潴留、尿崩、血尿等。

5.男性生殖系统　男性生殖腺为睾丸，生殖管道为附睾、输精管和射精管，附属腺为前列腺、精囊和尿道球腺，外生殖器为阴茎和阴囊。

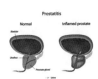

常见腰痛病症：前列腺炎、前列腺增生、精索静脉曲张、阴囊湿疹、鞘膜积液、包皮过长、肿瘤、梅毒、淋病、性功能障碍等。

6.女性生殖系统 女性生殖腺为卵巢，生殖管道为输卵管、子宫和阴道，外生殖器为大阴唇、小阴唇、阴蒂和前庭大腺等。

常见腰痛病症：肿瘤、痛经、月经不调、闭经、宫颈炎、子宫肌瘤、子宫下垂、子宫内膜异位、性交痛等。

7.运动系统 骨（腰椎、骶尾骨、盆骨）、关节、肌肉（骨骼肌、平滑肌）。骨借助骨关节相连，起着支撑体重、保护内脏、维持形态的作用，通过骨骼肌带动产生运动。

常见腰痛病症：骨关节炎、骨质增生、氟骨病、佝偻病、软骨病、骨质疏松、骨折、骨头坏死、椎间盘突出、关节磨损、软组织挫伤、腰肌劳损、肌纤维断裂、肌无力、肌肉萎缩、肌炎、肌肉痉挛、肌肉强直、疝气等。

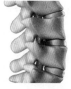

8.内分泌系统　肾上腺、胰腺、性腺等组织和腺体。

常见腰痛病症：肿瘤、囊肿、炎症、创伤、糖尿病（并发骨质疏松、肾病等）、肥胖、肾上腺皮质功能减退症、围绝经期综合征、卵巢早衰、闭经、月经失调等。

9.血液循环系统　血液、血管。

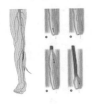

常见腰痛病症：腹水、门脉高压、动脉夹层、管腔狭窄、脉管炎、动脉硬化症、贫血、蚕豆病、过敏性紫癜、血友病等。

10.免疫系统　免疫器官（骨髓、脾、淋巴、阑尾）、免疫细胞（淋巴细胞、单核细胞、粒细胞、肥大细胞、血小板）、免疫分子（抗体、球蛋白、干扰素等）。

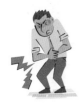

常见腰痛病症：脾破裂、脾大、阑尾炎、淋巴回流障碍、淋巴结结核、淋巴结肿大、白血病、系统性红斑狼疮、类风湿关节炎、硬皮病、原发性血小板减少性紫癜等。

人体下肢结构

人体下肢包括大腿、小腿、膝关节、踝关节、足等几部分，认识人体下肢的结构，有助于更好地保护它，为我们的生活服务。如现在最普遍的慢跑锻炼方式，若步姿和着力重心不对，很容易损伤膝关节和足部。

⊙ 腿和下肢肌肉

腿是人体的重要运动器官，其表面有丰富的肌肉、血管、筋膜、韧带和神经，大腿和小腿通过膝关节得以连接。

下肢的活动，离不开下肢肌肉的支撑。大腿和小腿肌肉可以辅助膝盖弯曲或伸直，还能协助身体维持一定的姿势。但肌肉的力量会随着年龄增长而渐渐衰退，这样势必造成膝关节必须独自承担全身的重量和动作，久而久之，膝盖就会产生酸痛的感觉。

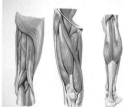
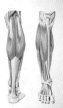

⊙ 膝关节

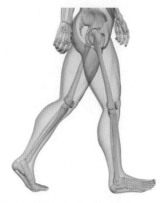

在下肢的结构中，具有屈曲功能的膝关节是最重要的组成部分。膝关节，是由大腿骨、胫骨、腓骨、膝盖骨四部分骨骼所构成。在关节的周围，由关节囊包裹，里面充满关节液。膝盖外侧的软骨就像海绵，利用恢复原状的弹性吸收营养素。

⊙ 距小腿关节（踝关节）

距小腿关节是人体下肢的另外一个重要关节，由胫骨、腓骨下端的踝关节面和距骨滑车组成。胫骨下端向内和向下突出的部分称为内踝和后踝，腓骨下端的突出部分称为外踝，它们共同构成距小腿关节。距小腿关节是参与人体负重的主要关节之一，其活动多，韧带多，关节面也多，很容易发生关节扭伤、韧带损伤、骨折或关节软骨损伤等，必须注意保护。

⊙ 足

　　人体足部由骨骼、关节、肌肉和结缔组织组成，有内侧纵足弓、外侧纵足弓、横足弓3个足弓，这3个足弓共同支撑并维持着身体的平衡。一般而言，我们所说的扁平足就是指内侧足弓变平。

　　人体足部主要有3个支撑点，它们各自承受着人体不等的重量。它们分别是足跟、第一趾骨头、第五趾骨头。足跟——承受人体大部分重量；第一趾骨头——承受人体的重量仅次于足跟；第五趾骨头——承受最少的重量。

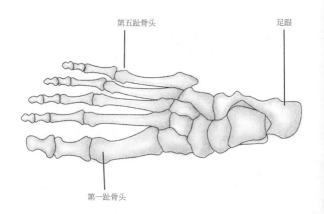

膝盖的功能

膝盖是人体下肢最主要的关节之一，起着支撑身体和帮助活动下肢的作用。下肢的活动，离不开膝盖骨、韧带和肌肉的作用。膝盖也是下肢最容易出现疼痛的部位，常影响行走功能。

⊙ 膝盖骨活动顺畅，坐立行走才方便

膝盖骨位于大腿骨上，又称膝盖大腿关节。在大腿骨的表面有浅沟，膝盖骨就是沿着这个沟在移动。

膝盖骨的前面是凸形隆起，后面则被软骨所覆盖。外面附着有股四头肌，下面和左右则由股四头肌伸出的3条韧带固定在关节上。

脚部弯曲时，大腿骨的下面就向前侧，膝盖骨就和大腿骨的下面相对；伸直脚时，位于大腿前面的股四头肌收缩，牵引胫骨，使脚伸直。此时，膝盖骨还承担着帮助股四头肌牵引胫骨的角色。如果没有膝盖骨，股四头肌为了牵引胫骨，就须要多花30%的力量。

⊙ 膝盖内软骨、韧带，起着缓冲、固定作用

膝盖上有前十字韧带、后十字韧带、内侧副韧带和外侧副韧带4条粗的韧带。膝盖周围的韧带围绕在4个方向，共同支撑着膝关节，可以防止关节朝其他方向移位或过度倾斜。

半月板，位于大腿骨和胫骨之间，是分散加在关节面的压力、缓和冲击的软骨。半月板像两个英文字母C相向，两个C字以韧带强力连接。半月板除了扮演缓冲垫的角色之外，还具有稳定膝关节、润滑关节、吸收膝关节营养的作用。正由于半月板的存在，才保证了膝关节常年负重运动而不致损伤。

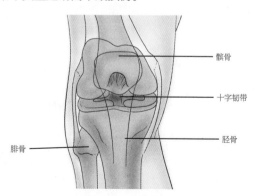

髌骨

十字韧带

胫骨

腓骨

⊙ 膝盖活动，离不开神经肌肉的支配

除了膝盖骨、半月板软骨外，位于膝盖外围的肌肉也十分重要。这些肌肉主要包括伸直膝盖的肌肉群、弯曲膝盖的肌肉群两部分。此外，下肢的重要肌肉还有小腿肚的小腿三头肌，即腓肠肌和比目鱼肌的合称。以上这些肌肉群具有稳定膝盖、协助膝盖活动的作用，一旦这些肌肉开始衰弱，人体膝盖和下肢就会表现出一些病症。而肌肉的收缩，离不开神经的支配。

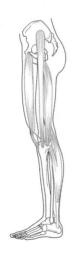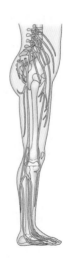

腿痛泛指下肢疼痛，多为疾病所致

下肢疼痛一般称为"腿痛"，包括膝盖、足踝、大小腿的疼痛。腿痛的原因多种多样，如骨关节病变、神经肌肉韧带损伤、生长痛、血管病变、外伤等。

1.风湿

风湿是在关节滑膜上的慢性炎症，表现为原因不明的关节疼痛、肿胀、僵硬。滑膜一旦发炎，各种酵素就会从中释出，破坏骨骼或软骨。如果发炎不断反复，就会最终使其完全失去关节的作用，无法弯曲和伸直。

2.骨质疏松、骨质增生

骨质疏松，常见缺钙和腿抽筋，使骨骼变得疏松、脆弱，表现为身高变矮，背部弓起。骨质疏松症的患者，容易跌倒和骨折。引起骨质疏松症的原因有高龄、缺钙、运动不足、维生素D不足等。

骨质增生又称骨刺，好发于脊柱及膝关节等，常见于中老年人。骨刺是骨关节为适应应力变化而产生的防御反应，它可以使失稳的关节、脊柱趋于稳定。但如果增生的骨质对周围神经血管等产生压迫，则会疼痛。

3.半月板、韧带损伤

半月板几乎没有再生能力，受伤后就无法再恢复。运动、老化、跪坐过度、扭转动作等，容易引起疼痛。

膝关节的前后左右，由韧带支撑。如果韧带失去伸缩性，就会伸展过度，导致骨头之间的撞击，从而产生疼痛的感觉。如果韧带被撕裂，膝盖活动时就会剧痛。

4.坐骨神经痛

坐骨神经是指从腰椎到骶椎各椎骨之间所伸出的神经束，它是人体最大的神经束，从腰经过臀部，一直支配到下肢。当坐骨神经的根部或路径受到压迫或发炎时，就会产生疼痛，从腰到脚都可能出现疼痛。

5.肌肉酸痛

多发生在激烈运动24小时后，表现为肌肉酸痛，一般5～7日后疼痛自动消失。

6.生长痛

在成长时可能出现短暂间隙性的肢体疼痛（下肢较常见），称为生长痛。多发于3～5岁和8～12岁的儿童。

7.血管病变

血管发炎、堵塞、破裂等，引起下肢供养障碍或受压，从而产生下肢疼痛。

哪些人的腿脚容易犯痛

腿脚痛，在老人、运动员、登山爱好者等腿部劳损的人中最常见。腿部承重过大、长期姿势不良、腿脚偏弱等，也是诱发疼痛的重要因素。

1.老人

老年性退化产生痛，老年人的骨关节不仅是像机器一样老化、磨损，还会代偿性长出骨刺等，加重疼痛程度。这种老年腿脚痛，一般50岁以后多发。

2.腿部"过劳"者

像运动员、登山爱好者、搬运工等，腿部长期承受过重的压力，骨关节磨损严重，腿部"过劳"、早衰，提前出现老人腿脚痛类似的症状。虽然适量的运动或劳动强度可以锻炼肌肉，但高强度的剧烈活动却会对下肢肌肉和膝盖造成伤害。所以，劳逸结合是最恰当的，量要由小到大，方式要正确，强度一定要适中，一定不能太频繁。

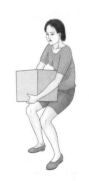

3.肥胖者

研究表明，人在走路时，会对膝盖造成3倍体重左右的压力，上下楼梯时会对膝盖造成7倍体重左右的压力。所以，身体越肥胖，对膝盖造成的压力也就越大。尽量让自己的体重维持在一个标准的数值上，才能起到保护下肢、缓和下肢疾病的效果。

4."O"形腿

变形性膝关节症患者80%以上是"O"形腿。正常的腿稍有"X"形倾向，从髋关节向脚踝以垂直向下的荷重线经过膝关节的中央，通过整个膝关节支撑身体。但"O"形腿的人荷重线偏向内侧，对膝盖内侧形成强大的压力，使人体下肢失去重心和平衡，从而使膝关节的内侧磨损，引起变形。

5.姿势不良

长期穿高跟鞋，走路脚掌着力，内八字走，跷二郎腿等，会影响脊柱和下肢的骨骼肌肉健康，容易诱发腿脚痛。

6.体弱者、女性

体弱者身体抵抗力较差，容易感受风寒湿邪而引起下肢痹痛，且肌肉、韧带薄弱，关节容易磨损而发病。

女性因经孕产乳，体内激素水平变化较大，更容易患风湿类免疫病，从而引起痹痛。

小细节，大健康，
生活习惯须注意

1. 跷二郎腿，不仅影响生殖健康、压迫下肢血管神经，也会影响腿形和脊柱健康。

2. 不宜久坐久站久弯腰。如长时间坐着打牌等，会影响下肢血液循环，引起腰腿酸痛。

3. 躺着看电视、阅读、玩手机等，容易加重腰部负担，诱发或加重腰椎间盘突出症状。

4. 爬山、爬楼梯过多，很容易造成膝关节损伤，可借助手杖攀爬。

5. 吸烟，容易咳嗽，导致椎间盘压力增高，也会影响局部血液供给，加速椎间盘退变。

6. 穿高跟鞋，特别是5厘米以上、细跟的鞋，会使腰椎过度向后伸，容易扭伤腰和脚踝。

7. 办公或学习的桌椅，要符合自身高度和体态。有扶手的椅子，肘部有支撑点，能缓解腰部压力。

8 提重物、抱小孩时，不要弯腰，应先蹲下，然后慢慢起身。

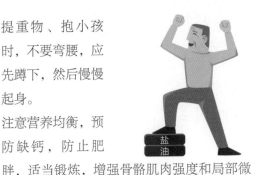

9 注意营养均衡，预防缺钙，防止肥胖，适当锻炼，增强骨骼肌肉强度和局部微循环。

10 劳逸结合，不要超负荷工作，也不要不动，运动前要做准备活动，运动姿势要正确。

11 睡硬板床，有利于脊柱健康。护膝太紧，也会影响血液循环，使腿部发麻。

12 蹲着洗衣服、干活，下肢血管神经受压，膝关节前韧带拉伸，容易膝痛、腿麻。

13 空调温度过低，或风扇对着吹，特别是睡觉的时候，很容易造成腰背酸痛。

14 后仰开车或全身紧绷，会影响腰椎健康和腰腿血液循环。频繁急刹车会产生"摇摆伤"。

自我动手小妙招，保养有担当

⊙ 猫式运动，缓解腰部紧绷感

猫式运动就是在运动中像猫一样让脊椎拱起，以此来放松腰部所有的肌肉，达到强化腹肌和背肌的作用。当腰部感到沉重无力或紧绷的时候，可以做一下猫式运动进行缓解，简单轻松地摆脱紧绷感！

1.拱起腰背

四肢着地，膝盖并拢，抬起臀部，手臂和大腿都垂直于地面，深吸一口气，然后保持手

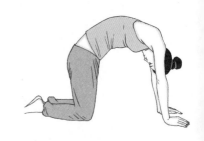

臂伸直，吐气，低头，使眼睛看向肚脐，像猫一样让身体的脊椎拱成圆背状，保持这个姿势10秒。在将背拱起的时候，感觉就像是有绳子在上面提着你的腰部一样，才能成为圆背状态。

2.塌腰提臀

深呼吸然后轻轻吐气，同时微微伸展背部，抬头，眼睛看向天花板，吸气的同时塌腰提臀，让腰部形成适当的弯曲，不要憋气，不要过度弯曲造成腰部的负担，保持这个姿势10秒。

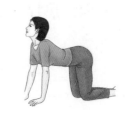

3.臀部后移

上半身前倾，先让四肢着地，然后双臂伸直，上半身向下弯曲直至手肘、腋下都可以贴在地面上为止，同时缓缓吐气并把臀部向后移动，这样可

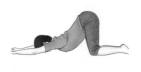

以伸展腰部与手臂的肌肉。要注意的是，臀部是往后移动而不是向上抬，上抬会造成腰部反折。

⊙ 卧位屈曲

本方法适用于脊柱不稳定和后方移位综合征患者。首先患者仰卧，双髋关节和双膝关节屈曲约45°，然后双手抱膝，用力推动双膝关节向胸部运动，使膝盖尽可能靠近肩部，在双膝屈曲达到极限后，双手用力下压，然后放松，恢复到起始位置。如此重复做10～15次。

⊙ 泡澡热疗，缓解腰痛

泡澡具有水疗和热敷的双重效果，尤其对于骨关节疾病患者，有减少疼痛、辅助康复之效；对于长期失眠、焦虑者，有消除疲劳、促进血液循环的效果。

泡澡的优点：①配合适当的伸展运动，能使效果加倍。②泡澡同时按压或按摩相关穴位可以提高效果。③能长时间保持全身温暖舒适。④能达到放松身心之效。

注意事项：①泡澡次数不宜过多，1日3次以上，会使疲劳加剧。②浴室内与更衣处的温度要保持相同。③水温在40℃左右，泡30分钟即可。

⊙ 自制热毛巾，热敷更有效

烧好热水，取一干净脸盆和较厚实的毛巾。将毛巾折叠成方块状，放入脸盆中，倒入适量热水，浸没毛巾，再缓缓添加少许冷水，以手可以快速拿取毛巾但不能浸入水中的温度为宜，一般水温超过50℃。用手将浸泡在热水中的毛巾取出，拧干，敷于腰腿疼痛处及其周围。刚敷热毛巾的时候，要频繁拿起、重复敷贴，以免肌肤被灼痛，待温度适宜后，固定位置热敷至温度下降。重新将毛巾浸泡在热水中，重复之前操作。可添加热水保持水温，同一位置，不要热敷超过3遍。

⊙ 简单运动，腿痛去无踪

1.仰卧抬腿运动

患者仰卧，伸直双腿。将疼痛侧的腿慢慢抬高至20°～30°（注意，当腿抬高超过30°时，就不再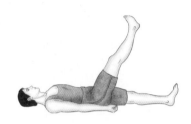是股四头肌的运动，而变成腹肌的运动了），保持此姿势5秒，然后慢慢放下。注意，不要一下子就放下腿，当腿脚碰到地板时再放松力量。这是锻炼股四头肌的运动，运动量较大，适合肌力稍强的人。

2.负重抬腿运动

坐于椅子上，在脚踝绑上1千克左右的重物（如重锤袋或穿着滑冰鞋）。然后慢慢将脚伸直，静止5秒后，再慢慢放下脚。当能轻松进行这项运动20次左右后，就每次再增加0.5千克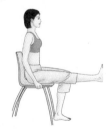的重物。女性以增加到3千克、男性以增加到4千克左右为佳。这种使腿在有阻力时进行的运动，可使腿部肌肉逐渐发达。

3.踝关节上下翻运动

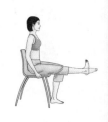

通过踝关节上下翻，可强化小腿肚的肌肉。其方法是：坐在椅子上，将脚抬起，足底与地面平行，然后将脚尖尽量向上抬起，此时，小腿肚处于绷紧状态，维持5～10秒，再改为脚尖尽量向下绷紧，也坚持5～10秒。双下肢交替进行，每日3～5次。

4.踮脚尖运动

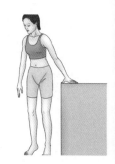

手轻轻扶在桌沿上，使身体保持平衡，然后慢慢踮起脚尖。保持此姿势3秒，再慢慢放下脚跟，每日进行10～20次。长期坚持做此项运动，会使小腿肚变硬，可在泡澡时加以按摩来消除疲劳。

⊙日常摩擦揉捏，腿痛不再犯

平时在家看电视的时候，广告来临，您不妨用如下的方法来放松放松，让您的腿脚更加灵活。

1.摩擦法

摩擦法主要对膝关节炎有效。按摩者一只手放在大腿上起固定作用，另一只手掌包覆住整个膝盖，从膝盖下方向上方轻轻摩擦1分钟。

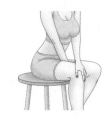

2.活动膝盖松骨法

膝关节滑利，行走坐卧才方便，此法可以松解粘连的组织，使膝盖便于活动。膝盖弯曲，一只手放在膝盖下方固定，不要让膝盖摇动。另一只手的拇指或示指指腹以感觉舒服的力度按压半月板周边，按摩3~5分钟。

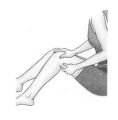

3.揉捏放松肌肉法

此法对各种下肢疼痛有效。①揉捏膝盖：趴卧，下肢伸直，用手抓住腘窝内侧的肌肉，以轻微的力度，用画圆圈的方式慢慢扭转5~6次。②揉捏大腿：先用双手重叠揉捏大腿后侧5分钟，越往上按，力度越重、速度越慢。③揉捏小腿：先揉捏小腿后侧，再揉捏小腿前侧。

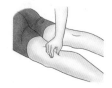

特定人群的腰病自疗法

⊙驾车者的腰部保健法

随着人们生活水平的提高，私家车越来越多，而开车外出时，驾驶员一定要选择腰部舒适的开车方式。

1.腰部舒适的开车方式 ①坐下后膝盖高过腰部。②椅背的倾斜角度尽量放小，靠椅与座椅接近90°。③腰枕可以达到缓解腰痛的效果。④下车之后做一些腰部伸展动作。

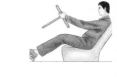

2.腰部负荷的开车方式 ①椅背倾斜使腰背靠后，导致坐姿不稳，造成脊椎弯曲，腰部压力加大；双脚伸长不利于控制油门。②开长途车时做不到间隔性休息。③长时间不换姿势。

3.正确的下车方式 先将整个身体转向车门的方向，然后再下车，如果在脊椎向旁边弯曲时就斜着身体站起来下车，会给腰部带来额外的负担。

⊙ 办公族的简单椅子操

　　长时间坐在椅子上的办公族，整天吹着空调，容易腰背部肌肉紧张、痉挛，诱发腰背疼痛。椅子操，简单方便，在办公室里利用工作之余的休息时间，就可以轻松地完成，能有效预防和缓解腰背疼痛。

方法一：伸展腰背

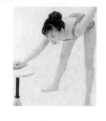

　　站立，双腿伸直，双脚分开略宽于肩，单手放在椅座或椅背上，另一只手叉腰，然后上半身向前倾，尽可能地放低肩膀，保持放在椅座上的手臂伸直。以"1、2，1、2"的韵律尽量拉伸身体，做10~20节拍后，换另一只手进行，重复10次。

方法二：扭转腰部

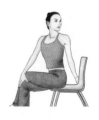

　　坐位，腰背部挺直，双肩尽量后伸，抬头挺胸，双髋双膝均屈成90°，吸气，将左腿放在右腿上，然后缓慢吐气，右手握住左膝，同时上身向左旋至极限，左手向后伸抓住右侧椅座，固定下肢姿势，维持10~15秒后回到起始位置；再反方向动作，如此交替进行。

方法三：伸展脊柱

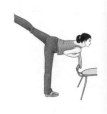

距离椅子0.5米远，双脚并拢站立。身体前探弯腰，上身缓慢弯成90°，直至双手扶住椅背，使重心稳固，双眼平视前方。然后吸气，左腿伸直向后抬高，尽量高于头部，膝盖保持平直，维持3～5秒后，缓慢吐气，恢复初始位置。在这过程中注意双手轻扶椅背不要用力，双腿交替进行，重复10～15次。

方法四：后伸腰部

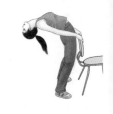

站在椅背后面，双手扶住椅背，双脚分开与肩同宽，然后以腰部为支点，向后方伸展腰部，使腹肌紧张，背部肌肉放松，同时颈部后伸，头部自然下垂，双臂伸直扶住椅背，维持10～15秒，重复10～15次。

⊙ 老年人强腰的运动方

老年人骨质变脆、肌肉松弛，常做腰部锻炼，能减少因摔倒、扭腰等导致腰部损伤。但老年人在练习的时候要注意力度，以免损伤腰部筋骨。

方法一：仰卧抬臀运动法

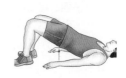

仰卧平躺，两眼直视上方，两上肢伸直放松，两膝弯曲竖起。然后在呼气的同时臀部尽可能向上抬起，使其尽量离开床面，注意膝盖不要向两旁张开，用脚跟着地支撑身体，保持身体和骨盆、大腿部成一条直线，维持5秒钟后慢慢放下臀部，反复进行。根据肌肉力量的增强程度，逐渐增加抬臀部的时间。

方法二：5点支撑法

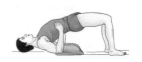

仰卧，双腿伸直，双臂自然放在身体两侧，将双腿的膝关节屈曲，用双脚、头部和双肘支撑床面，共同用力把臀部和腰背部尽量抬起，使其最大限度地离开床面。这时人体如同一个"拱桥"，因此又称"拱桥式"。维持3～10秒钟后轻轻放下，反复做5～10次，每日1～2次，坚持2～3周。

方法三：3点支撑法

在适应5点支撑法之后，可练习3点支撑法，即在5点支撑法动作的基础上，让患者的双臂环抱在胸前，用头部和双脚将身体支撑离开床面即可。

方法四：腰肌俯卧位锻炼法

（1）俯卧，双手叠放于额头下方，双腿并拢伸直，呼气时，腰臀用力，保持双腿并拢并最大程度向上抬升，维持3～10秒钟。

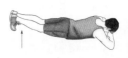

（2）俯卧，双腿伸直，双臂放在身体两侧，自然伸直下垂，然后腹部贴在床面上，双臂抬起向后伸，同时将上半身和双腿抬起离开床面，头部自然前伸平抬，不要过度抬起或垂下，维持3～10秒钟后放下。反复做3～10次，每日1～2次，坚持3～4周。

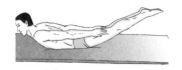

⊙ 女性腰痛自治方

女性承担着孕育的责任，经孕产乳会逐渐亏耗女性的身体，使女性体质不如男性强壮，而每月的月事、十月怀胎、养育宝宝，使女性更容易虚劳腰痛。且女性性交的部位阴道居于体内，和阴道接近的尿道很短，性生活容易使女性泌尿生殖系统感染，也容易引起腰痛。

预防要点

（1）保持阴部清洁，每晚用清水清洗外阴，专人专盆。

（2）月经期、人流后以及妇科手术后，一定要禁止性生活，禁止游泳、盆浴，避免病菌乘机而入造成感染。尽量减少做流产手术、节育手术等，减少可能感染不同类型生殖器官炎症的机会，避免这些炎症引发的腰痛。

（3）如果女性在月经期或是产后受寒，一段时间后，会导致脊椎长出骨刺，诱发疼痛，所以在经期和产后要注意腰部的保暖。

（4）孕期，腰骶及盆腔各关节韧带随着胎儿的长大而变得松弛，整个身体的重心也在前移，为了维持身体的平衡，腰部就会比平时更多地向前挺起，承受的压力也随之加大，此时需要多休息，调整身体姿势，避免腰痛。

灸疗补气血、强筋骨、消炎症

选穴：中脘、神阙、关元、命门、八髎、带脉、子宫、足三里、三阴交、涌泉、内关。灸法：用艾条或艾灸盒灸治中脘、神阙、关元、命门、八髎，每处10分钟。用艾条悬于带脉、子宫、足三里、三阴交、涌泉、内关上灸治（左右对称），每处5分钟。

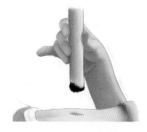

扫除误区，腰腿更健康

⊙ 腰腿痛不是病

据粗略统计，约有95%以上的人一生中有过腰腿痛的经历。正因为它的普遍性，所以有些人就认为腰腿痛不是什么病。事实上，有些腰腿痛如腰椎间盘突出症，不仅算病，而且必须引起高度重视。因为它不仅可以引起腰腿痛，而且还会进一步导致神经损害，出现下肢麻木无力，甚至瘫痪和大小便障碍，严重影响生活质量。

⊙ 腰腿痛治不好

很多人会把腰腿痛和比较严重的如腰椎间盘突出症、坐骨神经痛混淆，觉得这是治不好的。其实，腰腿痛的原因有很多，有些是能很快治好的，如缺钙抽痛、骨质疏松；像腰

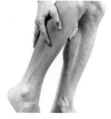

椎间盘突出症，要注意调养和保养，不然可能会复发。

⊙ 腰腿一痛，马上泡澡或热敷

腰腿痛不是每种情况都适合热疗的，像急性扭伤，24小时内，适合冷疗减少出血量，24小时后才适合热疗化瘀血。所以，腰腿痛时，须辨别有没有出血，出血期严禁热疗，以免增加出血量。且腰腿痛伴随红肿热痛时，热疗会让人感觉症状更严重，此时也不适合热疗。

⊙ 盲目迷信手术疗法或保守疗法

腰腿痛，主要有手术治疗和非手术治疗两种。任何一种方法都能治好一部分人，但都不能包治所有人。所以一定要去正规医院确诊，选择适合自己的疗法，不能迷信某一种疗法，也不能从主观上抵制某一种疗法。

⊙腰椎间盘突出，是卧床好还是锻炼好

腰椎间盘突出是很常见的腰腿痛病症之一，须要卧床休养也须要适量锻炼。在病症发作的急性期，须绝对卧床休息；在症状缓解期，以卧床休息为主，可进行适量床上锻炼或散步，以不加剧症状为宜；康复期，以积极下地锻炼，防治腰椎间盘突出发作为主。

人体脊柱健康自我检测

⊙ 检测颈椎胸椎

1. 不管用什么枕头，都觉得不舒适；睡到半夜易醒，醒后难以入睡。

2. 常常出现落枕现象。

3. 常感到头痛、头胀。

4. 肩颈经常酸痛，会不自觉耸肩。

5. 工作时计算机不在视线正前方，颈部常往同一方向转动。

6. 肩膀无力，手臂不能抬起。

7. 肩胛骨两侧易感到酸痛。

8. 觉得须要做深呼吸，否则会喘不过气。

9. 身体好像越来越厚重，被人说是"虎背熊腰"。易感到疲累，精神不易集中，体力越来越差。

⊙ 检测骨盆腰椎

1. 裙子、裤子老往一边跑。

2 ▶ 下雨时，一边裤管湿得比较严重，或者容易踩到一边的裤腿。

3 ▶ 走路时感觉双腿沉重，抬不起来。

4 ▶ 努力运动瘦身，小腹还是隆起突出。无论怎么运动，臀部还是很扁。

5 ▶ 生理期时，腰椎有僵硬的感觉。

6 ▶ 常常闪到腰。

7 ▶ 站着的时候，重心常倾向一边。

⊙ 检测膝盖足部

1 ▶ 走路时膝盖有咔咔声。

2 ▶ 很难买到合适的鞋子，穿什么鞋子都不舒服，无法走太久。鞋子没穿多久，鞋底、鞋跟就磨坏了。

3 ▶ 常扭到脚或绊倒、踢到东西。

4 ▶ 走路有外八字或内八字的倾向。

5 ▶ 小腿肌肉发达，像一根萝卜腿。

6 ▶ 上下楼梯膝盖很吃力。

7 ▶ 只能穿低跟鞋或平底鞋，否则走路不稳。

8 ▶ 走路后足趾内侧红肿。脚底长茧。

脊柱健康解析

总共出现3~6项 错位现象产生，可能目前没有疼痛感，但脊椎已经有错位现象产生，须要做预防性的脊柱保养。这些初期的警讯不需要太过担心，建议平日多做伸展运动来维持脊柱周围的肌张力平衡。

特定区域出现3~6项 关节开始磨损，在颈椎胸椎、骨盆腰椎、膝盖足部等某一个特定区域，如果出现3~6项警讯，表示该区域由于力学结构的改变，它的受力已经失衡，必须做详细的脊骨神经检查，矫正错位关节，从根本着手彻底解决问题。

特定区域出现6项以上 关节与骨头出现结构性变化，在某一区域超过6项的人，表示关节和骨头已开始产生结构性的变化，须要立即处理。因为身体已进入"受力的恶性循环"，须及时就医诊治。

每个区域都有3项以上 全身各个节段的脊柱相互牵制，这如"积木原理"，这一类人需要专业的脊柱矫正师协助，确定身体的问题是从什么部位产生错位。生活作息要立即改变，才能跳出错误的受力循环。然后还要结合针对性的康复训练辅助关节回到正常的力学结构上，以及加强脊柱的稳定性锻炼。

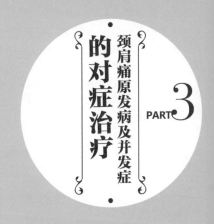

颈肩痛原发病及并发症的对症治疗

PART **3**

细颈担头颅，双肩荷手臂，
颈肩承担着头和上肢的重量。
颈肩痛，
很多时候不仅是颈和肩的疼痛，
疼痛还会牵连头面、手和胸背，
而这些部位的病症也容易引起颈肩疼痛。

▶颈椎病
引导推动，疏松筋骨

颈椎病是颈肩痛最常见的病症之一，主要由颈椎长期劳损、骨质增生、椎间盘变性、韧带增厚而引发。办公室工作者由于长期低头伏案，造成颈后肌群、韧带等组织劳损，因而较易患颈椎病。其次，中老年人患颈椎病者也较多。颈椎病的形成是一个长期、缓慢的过程，大多数患者开始症状较轻，以后逐渐加重。

典型症状

颈椎病的主要症状表现为关节韧带疲劳，头、颈、肩、背酸痛，脖子僵硬，活动受限。颈肩酸痛可放射至头枕部和上肢，有的伴有轻微的头晕等症状。

重者肩背部有沉重感，四肢无力，手指发麻，手握物不稳，行走时有踏棉花的感觉，有的伴有恶心、呕吐等症状。

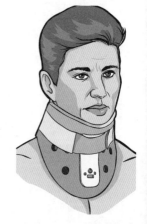

对症
食疗 〉 **当归桂枝鳝鱼汤**

材料:

鳝鱼500克,红枣26克,当归、桂枝各10克,姜片少许,料酒10毫升,盐、鸡粉、胡椒粉适量。

功效

本品温经散寒、行气活血,适合颈项痛患者。

做法:

❶ 鳝鱼切小段,余水,捞出沥干。

❷ 锅中倒入适量清水,加入当归、红枣、桂枝、姜片、鳝鱼、料酒,盖上盖,大火烧开后用小火煮30分钟,至食材熟透。

❸ 揭盖,放入适量盐、鸡粉、胡椒粉调味即可。

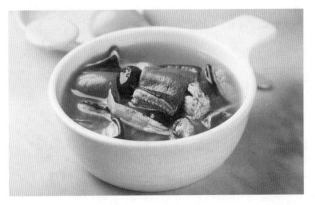

对症食疗 ┼ 何首乌黑豆红枣鸡汤

材料：

鸡肉块400克，水发黑豆85克，桂圆肉12克，何首乌20克，红枣25克，姜片、葱段各少许，盐3克。

功效

能益气补血、强壮骨骼，减缓颈椎退行性病理改变。

做法：

❶ 将鸡肉块汆去血水，捞出沥干。

❷ 锅中加水，倒入鸡肉块、何首乌、桂圆肉、红枣、黑豆、姜片、葱段，盖上盖，大火烧开后转小火煮约150分钟。

❸ 揭盖，加盐，拌匀、略煮，至汤汁入味。

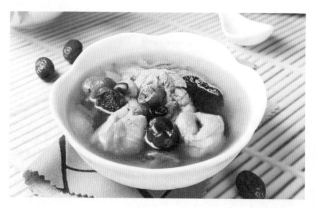

对症
茶疗 ╞ **葛根麻黄饮**

材料:

麻黄3克,姜片20克,白芍5克,桂枝10克,葛根12克,红枣15克,糖适量。

功效

适合风寒痹阻导致颈部疼痛的颈椎病患者。

做法:

❶ 将以上药材洗净,放入锅中,加清水800毫升煎煮。

❷ 煮沸后转小火约煮1分钟后关火。

❸ 煎好后,滤渣取汁,加糖搅匀,1日分3次饮用,连饮1周。

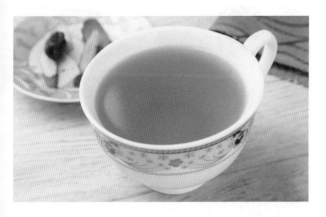

简易按摩疗法

【按摩选穴】肩井、大椎、陶道、阿是穴。

【穴位定位】

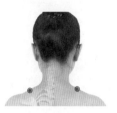

1 肩井：位于肩上，当大椎与肩峰端连线的中点上。

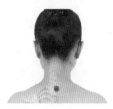

2 大椎：位于后正中线上，第7颈椎棘突下凹陷中。

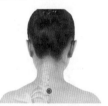

3 陶道：位于后正中线上，第1胸椎棘突下。

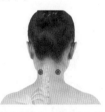

4 阿是穴：无固定位置，局部压痛点。

【操作要领】用手掌或手指捏拿按揉至局部温热舒适为宜，每穴操作5分钟，力度轻柔，每日1~2次。

传统艾灸不可少

【艾灸取穴】风池、大杼、肩井、肩髃。

【艾灸配穴】手麻加灸曲池；头痛加灸百会。

【艾灸方法】

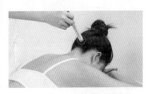

1 风池：点燃艾条，置于风池穴上3厘米处，温和灸治10～15分钟，以有温热感为宜。

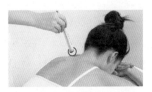

2 大杼：点燃艾条，在大杼穴处回旋灸治10～15分钟，以自觉热感渗透至颈项部为佳。

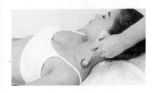

3 肩井：将艾条点燃，用艾条温和灸法灸治肩井穴10～15分钟，热力要能够深入体内，直达疾病所在。

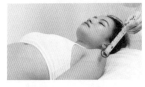

4 肩髃：将艾条点燃，在肩髃穴上循经往返回旋灸，以自觉热感渗透并向手臂传导为佳，灸治10分钟。

▶落枕
使用巧力，松弛肌肉

落枕，脖子僵痛，多因睡卧时体位不当，造成颈部肌肉损伤，或颈部感受风寒，或外伤，致使经络不通，气血凝滞，筋脉拘急而成。学生、上班族等容易固定头颈姿势的人，要经常抬头、转动脖子，避免局部经络瘀滞。经常睡觉落枕的人，很多是因为枕头高度不对、睡姿不对等引起的。头颈部有过外伤的人，可在局部贴膏药、擦活络油或者热敷。

典型症状

落枕的表现为晨起突感颈后部、上背部疼痛不适，以一侧为多，或有两侧俱痛者，或一侧重，一侧轻。

多数患者可有睡眠姿势欠佳，检查时颈部肌肉有触痛。由于疼痛，使颈项活动欠利，不能自由旋转。

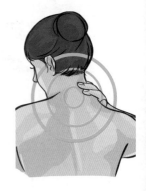

对症茶疗 › 银杏叶川芎红花茶

材料:

川芎10克，银杏叶5克，红花4克。

功效

能活血通络，减少落枕引起的疼痛不适症状。

做法:

❶ 将材料洗净，沥干。

❷ 将洗净的材料放入沙锅中，加适量清水，大火煮沸5分钟。

❸ 滤渣取药汁，分多次饮用。

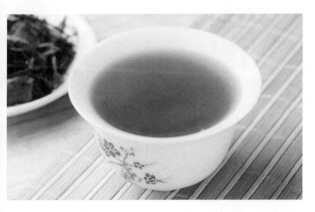

简易按摩疗法

【按摩选穴】后溪、风池、阿是穴、落枕。

【穴位定位】

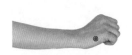

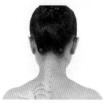

1 后溪： 微握拳，位于第5掌指关节后尺侧远端掌横纹头赤白肉际。

2 风池： 位于后头骨下，胸锁乳突肌与斜方肌上端之间的凹陷处。

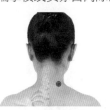

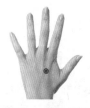

3 阿是穴： 无固定位置，局部压痛点。

4 落枕： 位于手背第2、第3指掌关节后0.5寸。

【操作要领】用手指指腹按揉或指尖掐揉，以头颈部舒适为宜，每穴操作5分钟，每日1~2次。

传统艾灸不可少

【艾灸取穴】大椎、肩中俞、天柱、悬钟。

【艾灸配穴】头颈转动不便加灸阿是穴。

【艾灸方法】

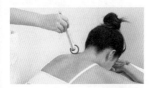

1 大椎： 用艾条回旋灸法灸治大椎穴10～15分钟。

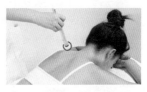

2 肩中俞： 用艾条回旋灸法灸治两侧肩中俞穴各10～15分钟。

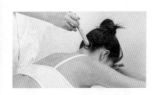

3 天柱： 用艾条回旋灸法灸治两侧天柱穴10～15分钟，以颈部温热舒适为宜。

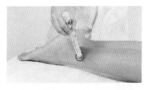

4 悬钟： 用艾条回旋灸法灸治两侧悬钟穴各10～15分钟，以热感上传为宜。

颈源性头痛
疏通经络，轻松自疗

头痛是最为常见的症状之一，可见于多种疾病的先兆和临床表现，病因十分复杂，外感或内伤均可引发头痛。颈源性头痛是指由颈椎病变所引起的头痛，颈椎小关节错位压迫和刺激颈神经根所诱发的颈肌痉挛，椎体、椎间盘病变引起的神经根压迫，颈部肌肉持续收缩引起的供血不足等，都是导致颈源性头痛的诱因。长期头痛，患者常不自觉地固定头痛缓解姿势如侧头等，导致颈肩僵痛。

典型症状

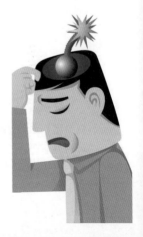

　　颈源性头痛最常见的发生部位在枕部与枕下部，疼痛有牵拉痛、刺痛和钝痛等。除头痛外，有时还伴有同侧颈肩、上肢麻木等症状。

　　在第1、第2、第3颈椎旁有压痛点，特别是第1、第2颈椎椎体周围压痛明显，如用手指压迫，会加重头痛。

对症
食疗 | **丝瓜竹叶粥**

材料:

大米100克,薏苡仁100克,竹叶少许,丝瓜30克。

功效

清热除烦、通络止痛,改善头部微循环。

做法:

❶ 丝瓜去皮切块。

❷ 沙锅中注水,倒入竹叶,盖上盖煮30分钟,至其析出有效成分,将竹叶捞净。

❸ 倒入大米、薏苡仁,盖上盖,再煮1小时。揭盖,倒入丝瓜块,略煮至其熟软即可。

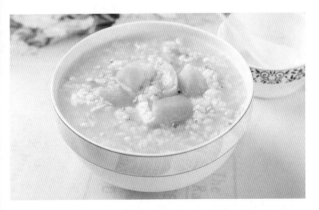

对症食疗 〉 梅汁苦瓜

材料:

苦瓜180克，盐3克，酸梅酱50克。

功效

清头止痛、凉血通络，夏天吃更适合。

做法:

❶ 苦瓜去籽，切成条。

❷ 锅中注水烧开，放入1克盐，倒入苦瓜，煮1分钟，至其断生，捞出焯好的苦瓜，沥干水分，

❸ 将煮好的苦瓜倒入碗中，加入2克盐，搅拌片刻，倒入酸梅酱，搅拌至食材入味即可。

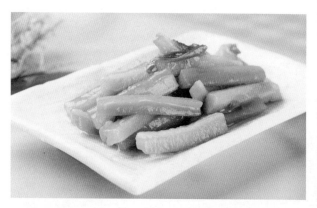

鲜薄荷柠檬茶

材料：

柠檬70克，鲜薄荷叶少许，热红茶、冰糖适量。

功效

清热祛风、消炎止痛，能消除头部胀痛、烦热。

做法：

❶ 将洗净的柠檬切片。

❷ 取一个瓷杯，注入备好的热红茶。

❸ 放入柠檬片，加入少许冰糖。最后点缀上几片薄荷叶，浸泡一会儿即可饮用。

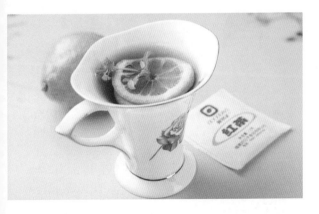

简易按摩疗法

【按摩选穴】头维、印堂、列缺、太阳。

【穴位定位】

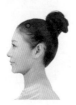

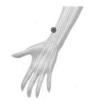

1 **头维：** 位于头侧部，额角发际上0.5寸，头正中线旁开4.5寸。

2 **列缺：** 位于前臂部，桡骨茎突上方，腕横纹上1.5寸处。

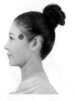

3 **印堂：** 位于面部，两眉头连线的中点。

4 **太阳：** 当眉梢与目外眦之间的凹陷处。

【操作要领】用手指指腹打圈按揉，以头面舒适为宜，每穴操作5分钟，力度均匀，每日1～2次。

传统艾灸不可少

【艾灸取穴】太阳、风池、百会、大椎。

【艾灸配穴】咳嗽加灸肺俞。

【艾灸方法】

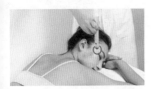

1 太阳： 用艾条回旋灸法灸治两侧太阳穴各10~15分钟，以头痛减轻为宜。

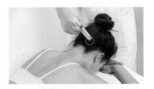

2 风池： 用艾条回旋灸法灸治两侧风池穴各10~15分钟。

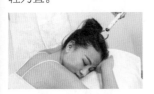

3 百会： 用艾条回旋灸法灸治百会穴10分钟，以头部有温热感、舒适为宜。

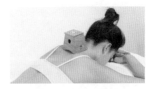

4 大椎： 用内燃艾条的艾灸盒温和灸治大椎穴10分钟，以热感上传头部，头部温热为宜。

颈源性眩晕
培补元气，调和气血

眩晕与头晕有所相似，但本质不同。眩晕为目眩、头晕的统称，是临床常见症状，可见于多种疾病，如高血压、低血压、贫血、神经衰弱等。由颈椎原因导致的眩晕，多因颈椎发生错位、颈椎间盘突出或关节突长出骨刺，刺激或压迫椎动脉，进而引起椎动脉供血不足所导致，故被称为颈源性眩晕，此症多伴有颈部疼痛不适。

典型症状

　　眩，视物黑暗不明、头觉昏乱；晕，感觉自身与周围景物旋转。两者并见，统称眩晕。常有头晕目眩，视物旋转，轻者闭目即止，重者如坐车船，甚则扑倒。可伴有恶心呕吐，眼球震颤，耳鸣耳聋，汗出，面色苍白等症状。

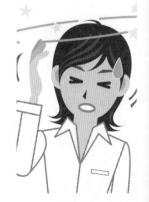

对症食疗 白果桂圆炒虾仁

材料：

白果150克，龙眼肉40克，彩椒60克，虾仁200克，盐、油、水淀粉适量。

功效

补气养血，改善头部的血液循环。

做法：

❶ 彩椒切丁，虾仁去虾线，用盐、水淀粉腌10分钟。

❷ 用水氽煮白果、龙眼肉、彩椒、虾仁至熟。

❸ 热锅注油，放入焯好的食材，加入盐、水淀粉，翻炒片刻，至食材熟透。

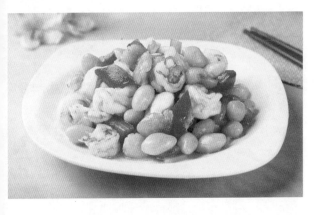

对症食疗 〉 麻贝梨

材料:

雪梨120克, 川贝粉、麻黄各少许。

功效

柔肝降压、祛湿化痰、疏通经络, 改善眩晕症状。

做法:

❶ 雪梨去顶、挖瓤, 制成雪梨盅。

❷ 在雪梨盅内放入川贝粉、麻黄, 加适量水, 盖上盖。

❸ 将雪梨盅隔水用小火蒸20分钟。揭盖, 关火后取出雪梨盅, 拣出麻黄, 趁热饮用即可。

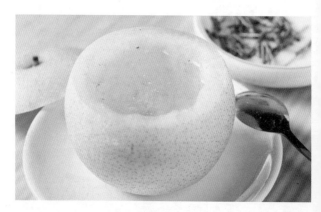

对症
茶疗 > **灵芝天麻茶**

材料:

灵芝20克, 天麻15克。

功效

灵芝益气养阴, 天麻祛风通络, 能有效改善眩晕。

做法:

❶ 沙锅中注入适量清水烧开, 将备好的灵芝、天麻倒入锅中, 搅拌均匀。

❷ 盖上盖, 用小火煮30分钟, 至药材析出有效成分。揭开盖, 搅拌片刻。

❸ 将煮好的药茶盛出, 装入杯中, 待稍微放凉即可饮用。

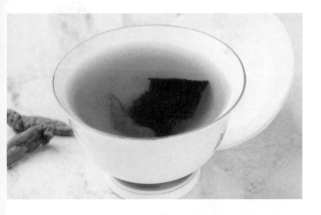

简易按摩疗法

【按摩选穴】百会、印堂、翳风、天柱。

【穴位定位】

1 百会： 位于头部，当前发际正中直上5寸，或两耳尖连线的中点处。

2 印堂： 位于额部，两眉头的正中。

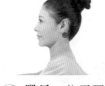

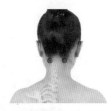

3 翳风： 位于耳垂后乳突与下颌角间的凹陷。

4 天柱： 位于项部，后发际正中旁开1.3寸。

【操作要领】用手掌或指腹推揉按摩，以眩晕症状缓解为宜，每穴操作5分钟，力度轻柔，每日1～2次。

传统艾灸不可少

【艾灸取穴】百会、风池、神阙、足三里。

【艾灸配穴】面色苍白加灸脾俞。

【艾灸方法】

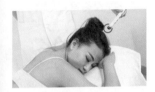

1 百会： 点燃艾条，找到百会穴，用悬灸法灸治10~15分钟。

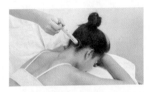

2 风池： 找到两侧风池穴，用艾条回旋灸法来回灸治10~15分钟。

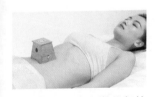

3 神阙： 用内燃艾条的艾灸盒灸治神阙穴10~15分钟，以腹部温热舒适为宜。

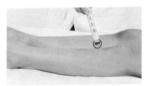

4 足三里： 将艾条悬于足三里穴上灸治10~15分钟，以热感上传腰腹为宜。

▶肩周炎

扶正祛邪，活络关节

肩周炎又称"肩关节周围炎"，是一种肩关节周围软组织的退行性疾病，以肩关节疼痛和活动不便为主要症状。因本病多发于50岁左右的中老年人，故又称"五十肩"。肩周炎多因神经受到压迫而引发，日常生活姿势不正确或遭受外力，导致第4颈椎至第1胸椎的关节错位，是肩周炎的主要诱发因素。肩周炎是肩痛最常见的疾病之一。

典型症状

　　肩周炎主要表现为：肩部疼痛、肩关节活动受限、怕冷、压痛、肌肉痉挛与萎缩，X线检查大多正常或有骨质疏松。

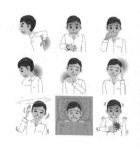

　　椎体之间的侧摆式或旋转式关节错位，锁骨上方斜角肌会呈索状硬结，沿此肌索状物摸到终点，多有压痛。

对症食疗 ├ 鸽子川芎黄芪汤

材料：

鸽肉、猪肉各180克，姜片、川芎、黄芪、天麻、黄精、枸杞子各15克，盐3克。

功效

益气养血、温经通络，预防和改善肩周炎。

做法：

❶ 猪肉切丁，鸽肉切块，用沸水氽煮，捞出。

❷ 锅中加水，放入洗净的姜片、川芎、黄芪、天麻、黄精、枸杞子和氽过水的食材，拌匀。

❸ 大火烧开后转小火煮1.5小时至熟透，加盐调味，续煮5分钟即可。

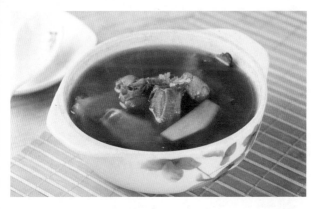

对症食疗 ﹀ 三七红枣粥

材料：

三七粉2克，红枣8克，大米200克，红糖适量。

功效

益气养血、活血通络，改善肩周炎疼痛症状。

做法：

❶ 沙锅中注入适量清水，放入红枣、三七粉，倒入洗净的大米。

❷ 盖上盖，用大火煮开后转小火煮40分钟。

❸ 揭开盖，放入红糖，拌匀，煮至溶化。关火后盛出煮好的粥，装入碗中即可食用。

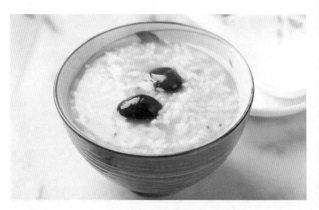

丹参山楂三七茶

材料:

山楂20克,丹参15克,
三七10克。

功效

凉血通络、活血止痛,加
快肩部炎症的消除。

做法:

❶ 沙锅中注水烧开,放
入备好的药材,拌匀。

❷ 盖上盖,煮沸后用小
火煮约15分钟,至其析
出有效成分。

❸ 揭开盖,拌匀,略煮
片刻。关火后盛出煮好的
药茶,装入杯中,趁热饮
用即可。

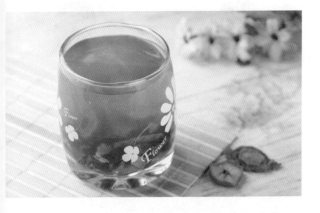

简易按摩疗法

【按摩选穴】缺盆、肩髃、天宗、肩井。
【穴位定位】

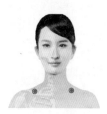

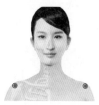

1 **缺盆：**位于人体的锁骨上窝中央，距前正中线4寸。

2 **肩髃：**位于臂外侧，臂外展或向前平伸时，肩峰前下方凹陷处。

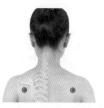

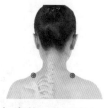

3 **天宗：**位于肩胛部，冈下窝中央凹陷处。

4 **肩井：**位于肩上，大椎与肩峰连线中点上。

【操作要领】用指腹或掌根推按，缺盆用力稍轻，以肩部舒适为宜，每穴操作5分钟，每日1～2次。

传统艾灸不可少

【艾灸取穴】天宗、阿是穴、曲池、后溪。

【艾灸配穴】冷痛加灸神阙；热痛加灸合谷。

【艾灸方法】

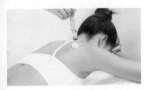

1 天宗： 在天宗穴上放置一块姜片，用艾条隔姜灸法灸治10～15分钟，以有温热感为宜。

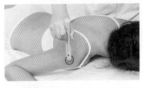

2 阿是穴： 用艾条回旋灸法灸治局部阿是穴10～15分钟。

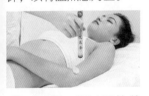

3 曲池： 将切好的姜片放于曲池穴上，用艾条隔姜灸法灸治10～15分钟。

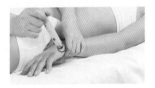

4 后溪： 用艾条温和灸法灸治手部后溪穴10～15分钟，以出现循经感传现象为佳。

▸网球肘

改善血运，祛风散寒

网球肘，即肱骨外上髁炎，是肱骨外上髁的伸肌总腱和旋后肌起点处的劳损或外伤，可引起慢性疼痛。因本病多见于网球运动员，故名。从事木工、建筑、烹饪及网球运动等职业者，因经常握持重物，重复做前臂的旋转动作，易患本病。此外，当颈椎第3至第6椎体发生错位，压迫脊神经根时，如果得不到及时的修复，也会造成网球肘。网球肘疼痛常放射至肩部，使肩部产生疼痛。

典型症状

本病多数发病缓慢，网球肘的症状初期，只是感到肘关节外侧酸困和轻微疼痛，患者自觉肘关节外上方活动痛，疼痛有时可向上或向下放射，感觉酸胀不适，不愿活动。手不能用力握物，握锹、提壶、拧毛巾、打毛衣等活动可使疼痛加重。

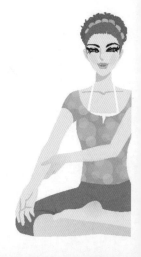

对症
食疗 **当归党参黄花汤**

材料：

猪瘦肉300克，水发黄花菜100克，当归8克，党参15克，姜片30克，鸡粉、盐各3克。

功效

益气行血、通络止痛，加快肘部疼痛的消除。

做法：

❶ 黄花菜切去蒂部，瘦肉切成丁。用沸水氽煮瘦肉丁1分钟，捞出沥干。

❷ 锅中注水烧开，放入备好的当归、党参、姜片、瘦肉丁、黄花菜，拌匀。用小火炖30分钟。

❸ 揭盖，放入盐、鸡粉调味即可。

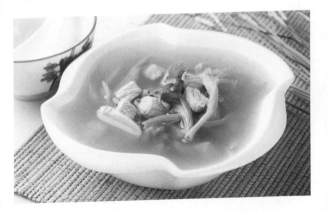

简易按摩疗法

【按摩选穴】曲池、肘髎、手三里、合谷。

【穴位定位】

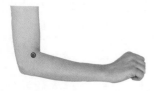

1 曲池： 位于肘横纹外侧端，屈肘，当尺泽与肱骨外上髁连线中点。

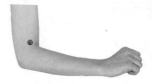

2 肘髎： 位于臂外侧，屈肘，曲池上方1寸，当肱骨边缘处。

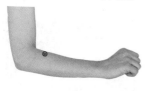

3 手三里： 位于前臂背面桡侧，肘横纹下2寸。

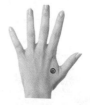

4 合谷： 位于手背第2掌骨桡侧的中点处。

【操作要领】用指腹按揉或分拨，用力可稍重，以肘部活动便利为宜，每穴操作5分钟，每日1~2次。

传统艾灸不可少

【艾灸取穴】肩髃、曲池、阿是穴、合谷。

【艾灸配穴】手部麻木无力加灸内关。

【艾灸方法】

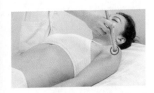

1 **肩髃：** 将艾条悬于患侧肩髃穴上灸治10～15分钟。

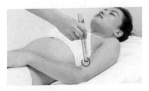

2 **曲池：** 将艾条悬于患侧曲池穴上灸治10～15分钟。

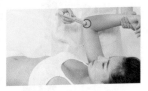

3 **阿是穴：** 将艾条悬于局部疼痛处的阿是穴上灸治10～15分钟，以肘部温热舒适为宜。

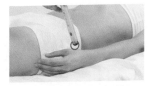

4 **合谷：** 将艾条悬于患侧合谷穴上灸治10～15分钟，以疼痛减缓为宜。

耳鸣耳聋

益气补肾，温通经络

耳鸣是听觉功能紊乱所致的一种常见症状，是听觉系统受到各种刺激或因本身病变所引起的一种主观声音感觉，多因外耳疾病、血管性疾病或全身疾病而引发。若听觉系统由于传音或感音部分受损，使听力减退，显示听觉功能障碍或听觉功能完全丧失者，则称为耳聋。当颈椎受到急性损伤时，也有可能导致耳鸣耳聋；当颈椎病压迫交感神经，也容易造成耳部鸣响。

典型症状

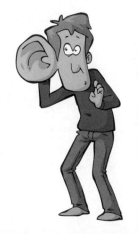

在安静的环境下，患者耳内或头内会听见身体的血管搏动、血液流动、肌肉收缩等声音，或是有高频性蝉鸣或刺耳的尖声。

耳鸣耳聋是颈椎病的常见症状。颈源性耳鸣耳聋患者，多存在颈活动度受限，颈肌紧张。

对症
食疗 } **黑豆豆浆**

材料：

水发黑豆100克，白砂糖适量。

功效

黑豆能益气、补肾、聪耳，改善血液循环。

做法：

❶ 将水发黑豆洗净、沥干，备用。

❷ 将洗好的黑豆倒入豆浆机中，加适量水。

❸ 运行豆浆机打成豆浆，将榨好的豆浆倒入滤网，滤去豆渣。将滤好的豆浆倒入碗中，加糖搅匀即可。

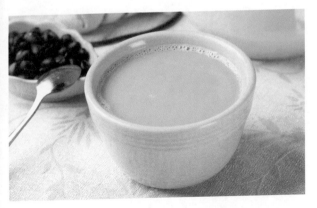

对症茶疗 ▶ 芡实莲子粥

材料:

水发大米120克,水发莲子75克,水发芡实90克。

功效

可以益精气、强智力、聪耳目、健脾胃。

做法:

❶ 沙锅中注入适量清水烧开,倒入备好的芡实、莲子,搅拌一会儿。盖上锅盖,大火烧开后用中火煮约10分钟至其熟软。

❷ 揭开锅盖,倒入洗净的大米,搅拌片刻。再盖上锅盖,用中火煮约30分钟至食材完全熟软即可。

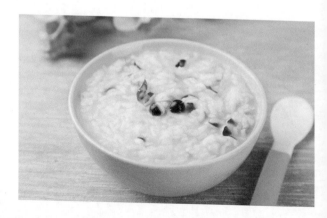

简易按摩疗法

【按摩选穴】听宫、翳明、百会、肾俞。

【穴位定位】

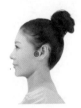

1 听宫： 位于面部耳屏前，下颌骨髁状突的后方，张口时呈凹陷处。

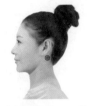

2 翳明： 位于项部，当翳风后1寸。

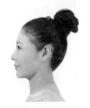

3 百会： 位于头部，当前发际正中直上5寸。

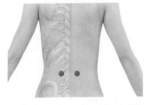

4 肾俞： 位于第2腰椎棘突下，旁开1.5寸。

【操作要领】用指腹掐揉或掌根按揉，以耳部症状减轻为宜，每穴操作5分钟，力度轻柔，每日1～2次。

三叉神经痛

穴位按摩，疏通气血

"三叉神经痛"又称"脸痛"，是一种发生在面部三叉神经分布区内反复发作的阵发性剧烈神经痛。多数人于40岁起病，多发生于中老年人，女性尤多。该病的特点是：在头面部三叉神经分布区域内，发病骤发、骤停，呈闪电样、刀割样、烧灼样、顽固性、难以忍受的剧烈性疼痛。当颈椎病变压迫椎动脉时，会使头部神经失养，很容易诱发神经疼痛。而长期头痛，也容易造成头侧偏，影响颈椎健康。

典型症状

　　三叉神经痛常骤然发作，无任何先兆，多为一侧。疼痛发作时，疼痛剧烈难忍，如刀割、电击一样，持续数秒至1~2分钟，常伴有面肌抽搐、流泪、流涎、面潮红、结膜充血等症状。随着病情的加重，间歇期愈来愈短，发作愈加频繁。

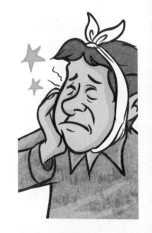

对症食疗 桂圆红枣小麦粥

材料：

小麦100克，龙眼肉15克，红枣7枚，冰糖少许。

功效

能益气养血、营养神经，缓解神经性疼痛。

做法：

❶ 锅中注入适量清水，大火烧开。将泡发好的小麦放入，搅拌片刻。盖上盖，大火烧开后转小火熬煮40分钟至熟软。

❷ 揭盖，放入龙眼肉、红枣，盖上盖，续煮半个小时。揭盖，加入少许冰糖，搅拌至溶化。

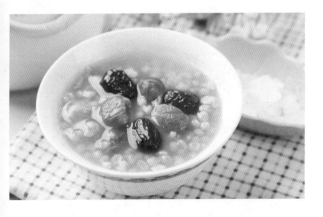

对症食疗 ┤ 天麻鸡肉饭

材料:

大米250克,鸡胸肉120克,竹笋30克,胡萝卜45克,天麻10克,盐、葱花适量。

功效

息风止痛、益气补脑,能有效缓解三叉神经痛。

做法:

❶ 胡萝卜、竹笋去皮切丁,天麻切小块,鸡胸肉切丁,加盐腌渍。

❷ 用水汆煮胡萝卜、竹笋至熟,和鸡肉丁拌匀,制成酱菜。

❸ 锅中加水、大米、天麻煮15分钟,倒入酱菜,续煮15分钟至熟,撒上葱花,拌匀即可。

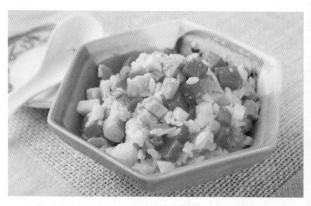

对症
茶疗 **党参麦冬茶**

材料：

党参15克，麦冬15克，红枣25克，冰糖20克。

功效

益气养阴、增强抵抗外邪的能力，预防神经痛。

做法：

❶ 沙锅中注入适量清水烧开。放入洗净的党参、麦冬、红枣，拌匀。

❷ 盖上盖，用小火煮约20分钟，至其析出有效成分。

❸ 揭盖，加冰糖搅拌。将煮好的茶水盛出，装入碗中即可。

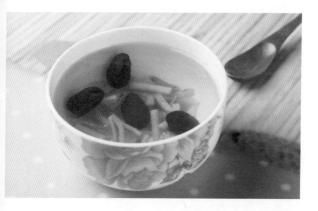

简易按摩疗法

【按摩选穴】太阳、风池、合谷、内关。
【穴位定位】

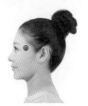

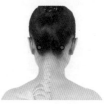

1 太阳：位于颞部，当眉梢与目外眦之间，向后约一横指的凹陷处。

2 风池：位于项部，当枕骨下，胸锁乳突肌与斜方肌上端之间凹陷处。

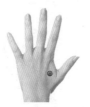

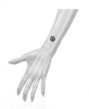

3 合谷：位于手背，第2掌骨桡侧中点处。

4 内关：位于前臂掌侧，腕横纹上2寸。

【操作要领】用指腹按揉头部穴位，用指腹掐揉手部穴位，手部稍用力，每穴操作5分钟，每日1~2次。

传统艾灸不可少

【艾灸取穴】阳白、颧髎、颊车、风池、大椎。

【艾灸配穴】头昏脑涨加灸内关。

【艾灸方法】

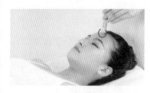

1 **阳白、颧髎：** 用艾条回旋灸法灸治两侧阳白穴、颧髎穴各10～15分钟。

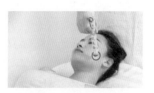

2 **颊车：** 用艾条回旋灸法灸治两侧颊车穴各10～15分钟。

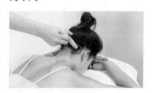

3 **风池：** 将艾条悬于两侧风池穴上各灸治10～15分钟，以颜面温热舒适为宜。

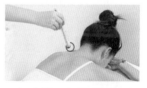

4 **大椎：** 将燃着的艾条悬于大椎穴上灸治10～15分钟。

神经衰弱

改善循环，疏通阳气

神经衰弱是一种以大脑功能性障碍为特征的疾病，属神经症的一种类型。此病多见于脑力劳动者，通常认为精神因素是造成神经衰弱的主因。患者主要有易兴奋、易疲劳、易怒、情绪紧张、烦躁，以及肌肉紧张性疼痛和睡眠障碍等症状。由颈椎病所引发的神经衰弱，常见为第1颈椎伴有第3、第4或第5颈椎的错位。颈椎动脉病变，影响头部血液供养，也容易出现脑疲劳，诱发神经衰弱。

典型症状

　　神经衰弱患者有显著的衰弱或持久的疲劳症状，如经常感到精力不足，委靡不振，不能用脑，记忆力减退，反应迟钝，工作学习中注意力不能集中，工作效率显著减退，即使是充分休息也不能消除疲劳感。

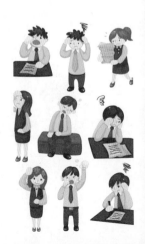

对症食疗 │ 百香果蜜梨海鲜沙拉

材料：

百香果、芦笋、黄瓜、雪梨、西红柿各80克，虾仁15克，蜂蜜、橄榄油适量。

功效

此沙拉芳香开胃、清热补虚，能有效缓解疲劳不适。

做法：

❶ 雪梨去皮、去核、切小块，黄瓜、西红柿切片，芦笋切条，虾仁去除虾线，百香果去籽。

❷ 将百香果、蜂蜜、橄榄油拌匀，制成沙拉酱。

❸ 用水汆煮芦笋、虾仁至熟，捞出，和其余材料一起浇上沙拉酱拌匀。

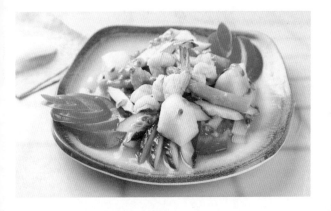

对症食疗 ⟩ 桂圆红枣山药汤

材料:

山药80克,红枣30克,
桂圆肉15克,白糖适量。

功效

益气补血、荣养神经、健
脑益智,增强记忆力。

做法:

❶ 将山药去皮,洗净后
切丁。

❷ 锅中注水烧开,倒入
红枣、山药、桂圆肉,搅
拌均匀。

❸ 盖上盖,大火烧开后
用小火煮15分钟至熟。

❹ 揭盖,加入适量白
糖,搅拌片刻即可。

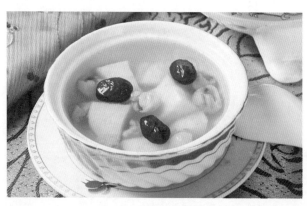

对症
茶疗 〉 **柠檬薰衣草茶**

材料:

薰衣草少许，柠檬1片，
蜂蜜适量。

做法:

❶ 将薰衣草洗净沥干，
放入杯中。

❷ 在杯中添加1片柠檬，
倒入沸水。

❸ 冲泡5分钟后，调入蜂
蜜即可饮用。

功效

舒缓神经、改善血液循环、
缓解头痛、失眠等不适。

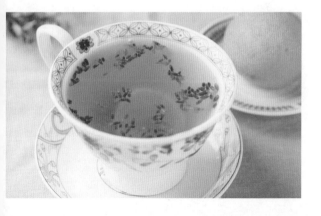

简易按摩疗法

【按摩选穴】攒竹、迎香、神阙、涌泉。

【穴位定位】

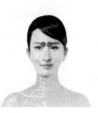

1 攒竹： 位于面部，当眉头凹陷中，眶上切迹处。

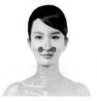

2 迎香： 位于鼻翼外缘中点旁，鼻唇沟中。

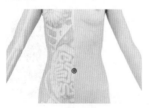

3 神阙： 位于腹中部，脐中央。

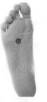

4 涌泉： 蜷足时，位于足底前部凹陷处。

【操作要领】用拇指点按攒竹、迎香，按压涌泉，用手掌轻摩神阙，每穴操作5分钟，每日1~2次。

传统艾灸不可少

【艾灸取穴】百会、内关、三阴交、心俞。

【艾灸配穴】疲乏加灸神阙；睡眠差加灸涌泉。

【艾灸方法】

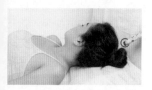

1 百会：将燃着的艾条悬于百会穴上灸治10～15分钟，以头面部温热舒适为宜。

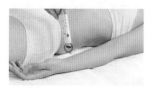

2 内关：用艾条回旋灸法灸治两侧内关穴各10～15分钟。

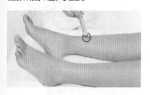

3 三阴交：用艾条回旋灸法灸治两侧三阴交穴各10～15分钟，以疲乏减缓为宜。

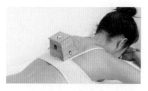

4 心俞：用内燃艾条的艾灸盒温和灸治两侧心俞穴10～15分钟，以精神舒畅为宜。

▶心律失常

温阳补虚，补中益气

心律失常指心搏起源部位、心搏频率与节律以及冲动传导等任一项异常。颈源性心律失常作为交感神经型颈椎病症状中的一种，是由于颈椎发生病变压迫到交感神经，累及椎动脉周围的交感神经丛，并向下蔓延影响到心脏交感支，致使内脏感受器产生反射，导致冠状动脉供血不足而引起，病变部位一般在第2至第7颈椎之间，以及第1胸椎。颈椎病变出现心律失常时，常伴有颈部不适和五官症状。

典型症状

心律失常发生时，患者自觉心跳快而强，并伴有胸痛、胸闷、喘息、头晕和失眠等症状。常在剧烈情绪波动或强度较大的劳作或运动后诱发。

在头颈部位骤然改变时，会引发病症突然出现，一般还伴随有颈肩痛。

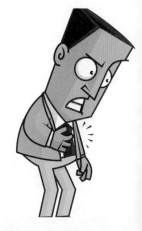

对症食疗 | 丹参瘦肉粥

材料:

大米95克,猪瘦肉100克,丹参少许,盐2克,料酒4毫升,水淀粉适量。

功效

能改善心血管,荣养心脏,减少心律失常发生。

做法:

❶ 猪瘦肉洗净切片,加料酒、盐、水淀粉腌渍10分钟。

❷ 沙锅注水烧热,放入备好的丹参、大米,搅拌均匀,大火烧开后转用小火煮30分钟至熟。

❸ 揭开盖,倒入腌好的肉片,拌匀,煮至入味。

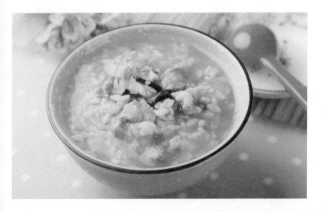

简易按摩疗法

【**按摩选穴**】中冲、后溪、通里、内关。
【**穴位定位**】

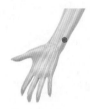

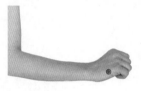

1 通里： 位于前臂掌侧，尺侧腕屈肌腱的桡侧缘，腕横纹上1寸。

2 后溪： 位于手掌尺侧，第5掌骨关节后的远侧掌横纹头赤白肉际处。

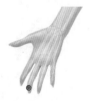

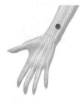

3 中冲： 位于手中指末节尖端中央。

4 内关： 位于前臂掌侧，腕横纹上2寸。

【**操作要领**】用指尖掐按或指腹按揉，注意力度适中，速度均匀，每穴操作5分钟，每日1~2次。

传统艾灸不可少

【艾灸取穴】内关、公孙、神阙、心俞。

【艾灸配穴】腹胀加灸中脘；肥胖加灸丰隆。

【艾灸方法】

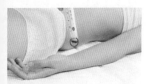

1 内关： 将点燃的艾条悬于两侧内关穴上，各灸治10～15分钟，以心胸舒适为宜。

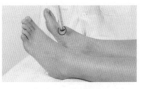

2 公孙： 将点燃的艾条悬于两侧公孙穴上，各灸治10～15分钟。

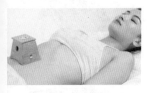

3 神阙： 将内燃艾条的艾灸盒置于神阙穴上灸治10分钟，以热感上传胸部为宜。

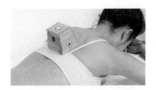

4 心俞： 将内燃艾条的艾灸盒置于两侧心俞穴上灸治15分钟，以胸背部温热舒适为宜。

高血压

养血息风，平肝解毒

高血压一般分为原发性高血压和继发性高血压两种。原发性高血压，是指在静息状态下动脉收缩压和（或）舒张压增高（≥140/90mmHg），多因神经中枢调节血压功能紊乱引发。当颈部受到外伤、风寒侵袭，或颈部退变时，容易使颈部气血瘀滞，影响头面部的血供，进而引起脑组织缺血，导致中枢性血压异常。而高血压者常伴有动脉硬化、高脂血症等病变，容易诱发颈椎病。

典型症状

大多数起病缓慢、渐进，一般缺乏特殊的临床表现。约20%患者无症状，仅在测量血压时或发生心、脑、肾等并发症时才被发现。

一般常见症状有头晕、头痛、颈项肌肉紧张、疲乏无力、心悸、失眠、耳鸣、颜面潮红等。

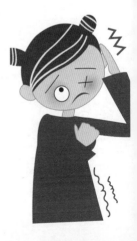

对症食疗 ╎ 凉拌马齿苋

材料：

马齿苋130克，红椒15克，蒜末、盐、鸡精、生抽、食用油、芝麻油少许。

功效

清热消炎、凉血降压，适合高血压头昏脑涨者食用。

做法：

❶ 红椒切丝，装入盘中。

❷ 锅中注水烧开，加食用油，放入马齿苋、红椒丝，煮熟后捞出。

❸ 在煮熟的食材中加入鸡精、盐、蒜末、生抽。

❹ 淋入芝麻油，用筷子搅拌均匀即可。

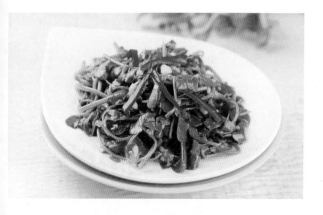

对症食疗 | 蟹味菇木耳蒸鸡腿

材料:

蟹味菇150克，黑木耳90克，鸡腿250克，葱花、生粉、盐、料酒、食用油各适量。

功效

能改善血液循环，有效降脂降压。

做法:

❶ 泡好的黑木耳切碎，蟹味菇切去根部。

❷ 鸡腿剔骨切块，加入盐、生粉、料酒、食用油拌匀，腌渍15分钟。

❸ 将黑木耳、蟹味菇、鸡腿肉装入蒸盘。

❹ 蒸锅上火烧开，放入食材蒸15分钟。出锅后撒上葱花即可。

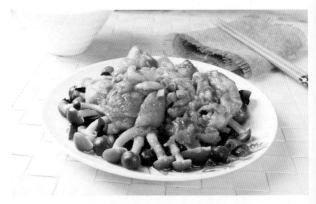

对症
茶疗 ┤ **荷叶丹参山楂茶**

材料:

荷叶10克,丹参15克,三七10克,干山楂20克。

功效

清肝降压、活血通络,防治血压升高。

做法:

❶ 沙锅中注入适量清水烧开,倒入洗净的药材,搅拌均匀。

❷ 盖上盖,大火烧开后转用小火煮20分钟,至药材析出有效成分。

❸ 揭开盖,搅拌片刻。将煮好的药茶盛出,滤入杯中,温热后即可饮用。

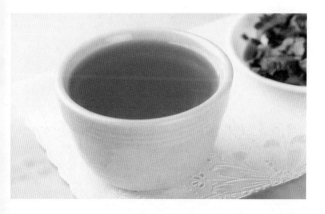

简易按摩疗法

【按摩选穴】涌泉、桥弓、曲池、三阴交。
【穴位定位】

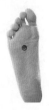

1 **涌泉：**位于足底前部凹陷处，第2、第3趾趾缝头端与足跟连线的前1/3处。

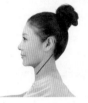

2 **桥弓：**位于颈部两侧的大筋上，左右移动头部的时候可感觉到。

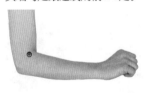

3 **曲池：**位于尺泽与肱骨外上髁连线中点。

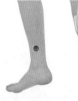

4 **三阴交：**位于小腿内侧，内踝尖上3寸。

【操作要领】用指腹按揉穴位，涌泉用力宜重，以有酸胀感为宜，每穴操作5分钟，每日1~2次。

传统艾灸不可少

【艾灸取穴】涌泉、太冲、神阙、曲池。

【艾灸配穴】目赤加灸合谷；耳鸣加灸太溪。

【艾灸方法】

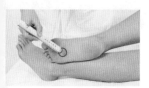

1 涌泉： 用艾条温和灸法灸治两侧涌泉穴各10～15分钟。

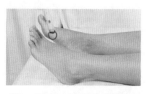

2 太冲： 用艾条温和灸法灸治两侧太冲穴各10～15分钟。

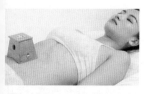

3 神阙： 用内燃艾条的艾灸盒温和灸治神阙穴10分钟，以腹部温热舒适为宜。

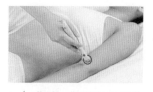

4 曲池： 将艾条悬于曲池穴上灸治10～15分钟，有温热感为宜。

失眠

镇静安神，神清气爽

失眠是指无法入睡或无法保持睡眠状态，主要表现为睡眠时间、深度的不足以及不能消除疲劳、恢复体力与精力，轻者入睡困难，或寐而不酣，时寐时醒，或醒后不能再寐，重则彻夜不寐。引起失眠的最常见原因是精神焦虑、情绪波动、不良的睡眠习惯以及个人先天体质因素，而上段颈椎、颈胸椎交界处及胸椎发生错位，也可导致失眠。

典型症状

失眠常表现为入睡困难，不能熟睡、早醒、醒后无法再入睡，频频从噩梦中惊醒，睡过之后精力没有恢复，发病时间可长可短，容易被惊醒，对声音、灯光等敏感，喜欢胡思乱想。长时间的失眠会导致神经衰弱和抑郁症，致使失眠更严重。

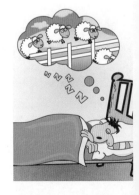

对症食疗 高粱小米抗失眠豆浆

材料:

高粱25克，小米30克，黄豆45克，冰糖适量。

功效

益气和胃、营养神经、调节内分泌、补虚安眠。

做法:

❶ 将黄豆泡发，和小米、高粱一起用水洗净。

❷ 将洗好的材料倒入豆浆机中，加入冰糖，注入适量清水。

❸ 运行豆浆机，将材料打成浆。

❹ 将煮好的豆浆倒入滤网，滤取豆浆即可。

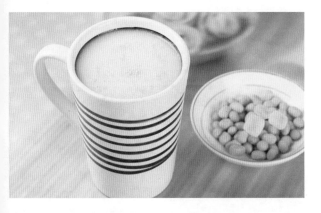

^{对症}_{食疗} 香菇蒸牛蛙

材料：

牛蛙2只，香菇10个，枸杞子20粒，红枣8颗，葱花、盐、料酒、蚝油适量。

功效

补益气血、荣养心神，预防失眠。

做法：

❶ 泡好的香菇对半切。

❷ 牛蛙洗净切块，用蚝油、盐、料酒腌渍10分钟入味。

❸ 将香菇铺在碟子上，再放上腌过的牛蛙块，撒上枸杞子和红枣。

❹ 蒸锅注水烧开，将碟子放入，大火蒸12分钟至熟，出锅时撒上葱花。

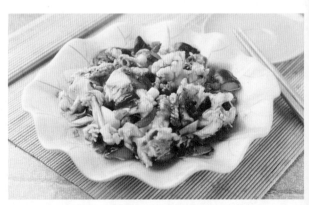

对症茶疗 ┤ 三味安眠汤

材料:

麦冬20克,酸枣仁15克,远志、蜂蜜各少许。

功效

调补心之气阴、疏通心之气血,改善睡眠。

做法:

❶ 锅中注入适量清水烧热,倒入洗净的麦冬。

❷ 放入备好的酸枣仁,撒上洗好的远志。

❸ 盖上盖,大火烧开后转用小火煮约30分钟,至药材析出有效成分。

❹ 揭盖,搅拌几下,关火后盛出煮好的汤汁。淋入蜂蜜即可。

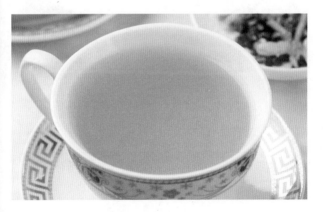

简易按摩疗法

【按摩选穴】睛明、太阳、鱼腰、百会。

【穴位定位】

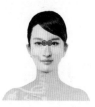

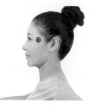

1 睛明：位于目内眦角稍上方凹陷处。

2 太阳：位于颞部，当眉梢与目外眦之间，向后约一横指的凹陷处。

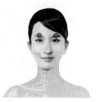

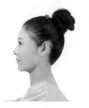

3 鱼腰：位于额部，瞳孔直上，眉毛中。

4 百会：位于头部，当前发际正中直上5寸。

【操作要领】用指腹或掌根点压按揉，以精神放松为宜，可在睡前操作，每穴操作5分钟，每日1～2次。

传统艾灸不可少

【艾灸取穴】百会、脾俞、内关、涌泉。

【艾灸配穴】腹胀加灸中脘；盗汗加灸劳宫。

【艾灸方法】

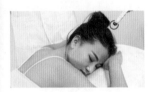

1 百会：用艾条回旋灸法灸治百会穴10～15分钟，以精神放松为宜。

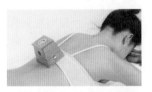

2 脾俞：用内燃艾条的艾灸盒温和灸治两侧脾俞穴10～15分钟，有温热感为宜。

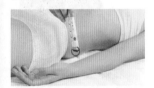

3 内关：用艾条温和灸法灸治两侧内关穴各10～15分钟，以心胸舒适、精神放松为宜。

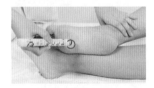

4 涌泉：用艾条温和灸法灸治两侧涌泉穴各10～15分钟，以烦热消除、神清气爽、睡眠改善为宜。

▶鼻炎

温热散寒，通鼻消炎

鼻炎者多为慢性鼻炎，慢性鼻炎是指鼻腔黏膜和黏膜下层的慢性炎症，早期常表现为鼻黏膜的慢性充血肿胀，称为慢性单纯性鼻炎。若发展为鼻黏膜和鼻甲骨的增生肥厚，则称为慢性肥厚性鼻炎。鼻炎的发病除与慢性疾病、营养不良、吸入不良气体、内分泌失调等因素有关之外，与颈椎第2至第4椎体的错位也有着密切关系。而鼻炎者常打喷嚏、擤鼻涕，头颈频繁用力，时间长了容易诱发颈椎病。

典型症状

鼻塞、鼻涕多，可呈现交替性，即左侧卧位时左鼻腔阻塞，右侧卧位时右鼻腔阻塞。咽部不适，多痰，嗅觉减退，头昏脑涨。

颈椎棘突偏右时，左鼻孔鼻塞较严重；颈椎棘突偏左时，则右鼻孔鼻塞较重。病情较重者两鼻孔鼻塞都较重。

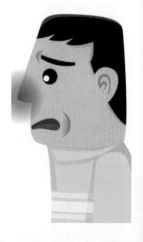

对症食疗 ┆ 薄荷糙米粥

材料：

水发糙米150克，枸杞子15克，鲜薄荷叶少许，冰糖25克。

做法：

❶ 沙锅中注水烧热，倒入洗净的糙米，搅散。

❷ 盖上盖，大火烧开后转小火煮约40分钟。

❸ 揭盖，倒入洗净的薄荷叶、枸杞子，拌匀，略煮一会儿。粥熟时加入冰糖，拌匀，用大火煮至溶化即可。

功效

此粥气味芳香，能通鼻开窍、解表消炎。

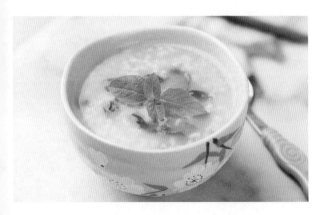

对症食疗 ┆ 辛夷花鸡蛋汤

材料:

鸡蛋2个,辛夷花15克,
冰糖15克。

功效

辛夷花是治疗鼻炎的特效
药,能预防和治疗鼻炎。

做法:

❶ 锅中注水大火烧开。
倒入备好的辛夷花,盖上
锅盖,大火煮10分钟。

❷ 揭盖,打入鸡蛋,煮
成型。倒入冰糖,搅至完
全溶化。

❸ 持续搅拌片刻,撇去
上面的浮沫。将鸡蛋汤盛
入碗中即可。

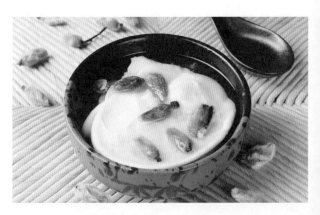

对症茶疗 ┤ **胖大海薄荷玉竹饮**

材料：

胖大海15克，玉竹12克，薄荷8克，冰糖30克。

功效

祛风清热、养阴润燥，改善风热感冒诱发的鼻炎。

做法：

❶ 锅中注水烧开。倒入洗净的胖大海、玉竹、薄荷，搅拌均匀。

❷ 盖上盖，大火烧开后转用小火煮15分钟。

❸ 揭开盖，放入备好的冰糖。拌匀，煮至冰糖溶化。将煮好的药汤盛出，装入碗中即可。

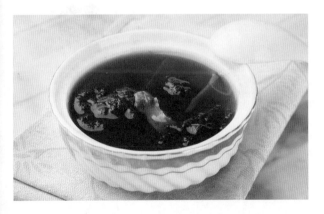

简易按摩疗法

【按摩选穴】迎香、印堂、合谷、风池。
【穴位定位】

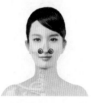

1 迎香：位于鼻翼外缘中点旁，鼻唇沟中。

2 印堂：位于额部，当两眉头之中间。

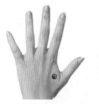

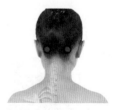

3 合谷：位于手背第2掌骨中点处。

4 风池：位于项部枕骨之下，与风府相平。

【操作要领】用指腹点按或掐揉，合谷可稍用力，以鼻部舒适为宜，每穴操作5分钟，每日1～2次。

传统艾灸不可少

【艾灸取穴】上星、百会、风池、迎香、合谷。

【艾灸配穴】咳嗽加灸肺俞；头痛加灸内关。

【艾灸方法】

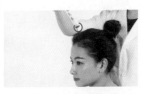

1 上星、百会： 用艾条回旋灸法灸治上星穴、百会穴10~15分钟。

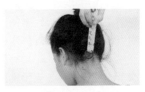

2 风池： 用艾条回旋灸法灸治两侧风池穴各10~15分钟。

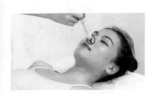

3 迎香： 用艾条回旋灸法灸治两侧迎香穴各10~15分钟，以鼻子呼吸畅通为佳。

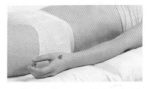

4 合谷： 用艾炷直接灸治两侧合谷穴各10~15分钟，以热感上传为佳。

▶咽喉肿痛

四面夹击，疗效显著

咽喉肿痛是咽炎的常见症状，多因咽部黏膜的感染性炎症刺激和压迫痛觉神经末梢导致，容易转成慢性咽炎。慢性咽炎者平时常有咽部异物感，吞之不下，吐之不出，有堵塞、紧迫、瘙痒、干燥等异常感觉。非急性咽痛，一般对饮食功能无妨碍。当颈椎压迫交感神经时，也常出现咽喉肿痛。而慢性咽炎者，咽部黏膜、肌肉萎缩，容易影响后面颈椎的稳定性，且频繁咳嗽、咽痒，容易诱发颈椎病。

典型症状

咽喉肿痛，先有咽部干燥、烧灼感，后出现疼痛，吞咽时更甚，口水增多。检查可见咽部黏膜弥漫性充血，色鲜红。

急性咽炎，咽痛明显，吞咽不便，吃东西时更痛；慢性咽炎，咽异物感明显，常随情绪起伏而症状改变。

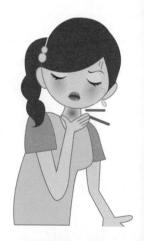

对症
食疗 **鸡骨草罗汉果马蹄汤**

材料:

鸡骨草、罗汉果各30克,赤小豆、马蹄、瘦肉、雪梨各150克,姜、盐各少许。

功效

生津润燥、清热消炎,有效缓解咽喉肿痛。

做法:

❶ 瘦肉切块;雪梨去核切块,姜切片。用沸水氽煮瘦肉,捞出沥干。

❷ 锅中注水,倒入瘦肉、雪梨、马蹄、罗汉果、赤小豆、鸡骨草、姜片,大火煮开后转小火煮3小时。

❸ 揭盖,加盐调味,拌匀即可。

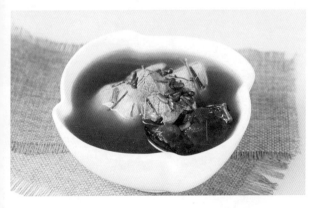

^{对症
食疗} 黄瓜水果沙拉

材料:

黄瓜130克,西红柿120克,橙子85克,葡萄干20克,沙拉酱25克。

功效

清润、消炎、止痛,能治疗烦渴、咽喉肿痛。

做法:

❶ 将黄瓜、西红柿、橙子切成大小合适的块。

❷ 取一个大碗,倒入黄瓜、橙肉、西红柿,加入沙拉酱。

❸ 撒上葡萄干,搅拌至食材入味,待用。

❹ 另取一盘,放入拌好的材料,摆好盘即可。

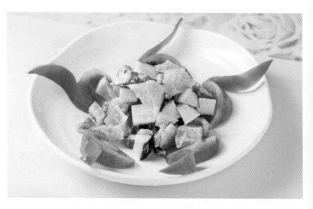

对症
茶疗 ┆ **金银花麦冬胖大海茶**

材料：

金银花8克，麦冬20克，
胖大海10克，白糖15克。

功效

清热解毒、利咽消肿，适
合咽喉红肿热痛者。

做法：

❶ 沙锅中注入适量清水
烧开，倒入备好的金银
花、麦冬、胖大海，用勺
拌匀。

❷ 盖上盖，大火烧开后
转用小火煮20分钟，至
药材析出有效成分。

❸ 揭盖，放入适量白
糖，拌匀，煮至白糖溶化
即可。

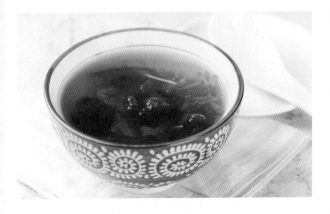

简易按摩疗法

【按摩选穴】 天突、列缺、太溪、照海。

【穴位定位】

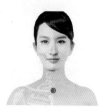

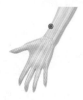

1 天突： 位于颈部，前正中线上，胸骨上窝中央。

2 列缺： 位于前臂桡侧缘，桡骨茎突上方，腕横纹上1.5寸。

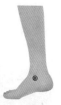

3 太溪： 位于内踝尖与跟腱之间的凹陷处。

4 照海： 位于足内侧，内踝尖下方凹陷处。

【操作要领】 用指腹按揉各穴，用力宜轻柔，每穴操作5分钟，每日1～2次。

拔罐通络排毒止痛

【拔罐选穴】大椎、风门、肺俞、阴谷。
【穴位定位】

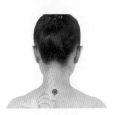

1　大椎：位于后正中线上，第7颈椎棘突下凹陷中。

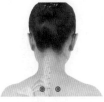

2　风门：位于背部，第2胸椎棘突下，旁开1.5寸。

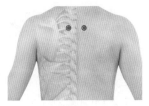

3　肺俞：位于第3胸椎棘突下旁开1.5寸。

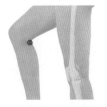

4　阴谷：位于腘窝内侧肌腱之间。

【操作要领】用火罐拔取大椎、风门、肺俞，用气罐拔取阴谷，每穴留罐10分钟，可缓解咽痛症状。

▶打嗝
清热除烦，养阴润燥

打嗝，中医称为呃逆，指气从胃中上逆，喉间频频作声，声音急而短促，是生理上常见的一种现象，由横膈膜痉挛收缩引起。引起呃逆的原因有多种，一般病情不重，可自行消退。多因胃气上逆、情绪紧张所致，此外第3至第5颈椎的钩椎关节错位、颈部交感神经受压也会导致打嗝。平时频繁打嗝者，也容易引起头颈部不适。

典型症状

感到胃部气逆上冲，同时喉间发出连续的"呃呃"声，声音短暂且频率高，无法自我控制。

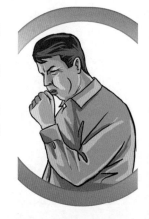

呃声时高时低，间歇时间不定，常伴有胸膈郁闷、脘中不适、情绪不安等症状。此病症一年四季均有发生。

对症食疗 ┃ 香菇白萝卜汤

材料:

白萝卜块150克,香菇120克,葱花少许,盐2克,鸡精3克,胡椒粉2克。

功效

此汤清香开胃,能下气润肠、降逆止嗝。

做法:

❶ 锅中注水烧开,放入切好的白萝卜、香菇,拌匀。盖上盖,用大火煮约3分钟。

❷ 揭盖,加盐、鸡精、胡椒粉调味,略煮片刻至食材入味。

❸ 关火后盛出,撒上葱花即可。

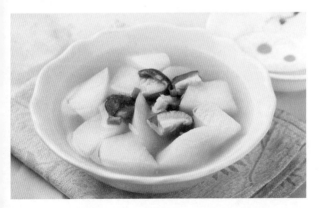

对症食疗 | 陈皮姜汁玉米粥

材料:

大米200克，玉米粉30克，姜汁15毫升，陈皮10克，盐2克。

功效

理气和胃、暖胃消食，减少胃气上逆作呃。

做法:

❶ 沙锅中注水，大火烧开。倒入大米、姜汁，将陈皮剪成丝放入锅中。

❷ 盖上盖，大火煮开后转小火煮30分钟。

❸ 在玉米粉里加入水，拌匀制成面糊。

❹ 揭盖，加入少许盐。倒入面糊，搅拌片刻至熟即可。

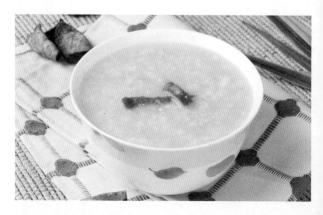

简易按摩疗法

【按摩选穴】天突、翳风、内关、中冲。

【穴位定位】

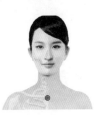

1 天突： 位于颈部，当前正中线上，胸骨上窝中央。

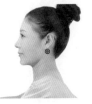

2 翳风： 位于耳垂后方，当乳突与下颌角之间的凹陷处。

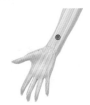

3 内关： 位于前臂正中，腕横纹上2寸。

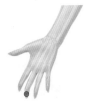

4 中冲： 位于手中指末节尖端中央。

【操作要领】用指腹按揉天突、翳风，用指尖掐按内关、中冲，每穴操作3分钟，每日1~2次。

传统艾灸不可少

【**艾灸取穴**】中脘、神阙、足三里、内关。

【**艾灸配穴**】食后频作加灸章门。

【**艾灸方法**】

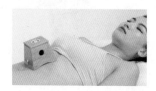

1 **中脘：** 用内燃艾条的艾灸盒温和灸治中脘穴10~15分钟。

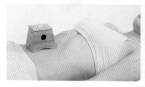

2 **神阙：** 用内燃艾条的艾灸盒温和灸治神阙穴10~15分钟。

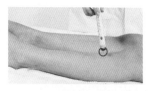

3 **足三里：** 用燃着的艾条温和灸治两侧足三里穴各10~15分钟，以热感上传腹部为佳。

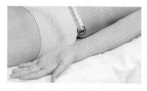

4 **内关：** 用艾条温和灸治两侧内关穴各10~15分钟，以打嗝缓解为佳。

腰腿痛原发病及并发症的对症治疗

PART 4

腰腹撑上身，双腿承身重，
腰腿承担着人体绝大部分的重量。
腰腿痛，很多时候不仅是腰背侧和腿的疼痛，
腰腹部、臀部、尾骶部、脚底出现问题，
也会引起腰腿疼痛。
有时疼痛还会牵连上半身的头颈胸背。
本章教你药食结合、理疗相辅，有效改善腰腿病痛

▶急性腰扭伤

温经散寒，消瘀散结

急性腰扭伤是由于腰部的肌肉、筋膜、韧带等部分软组织突然受到外力的作用过度牵拉所引起的急性损伤，主要原因有肢体姿势不正确、动作不协调、用力过猛、活动时无准备、活动范围大等。多见于青壮年、运动员、体力劳动者。扭伤可累及腰部肌肉、韧带、筋膜、椎间小关节、腰骶关节等，病情较复杂，急性期未能及时有效的治疗，易转变为慢性。此为突发腰痛最常见的疾病。

典型症状

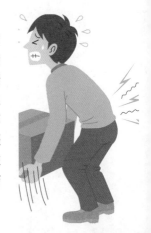

患者有搬抬重物史，有的曾听到清脆的响声。伤后重者疼痛剧烈，当即不能活动；轻者尚能工作，但休息后或次日疼痛加重，甚至不能起床。检查时可见腰部僵硬，腰前凸消失，可有脊柱侧弯及骶棘肌痉挛。在损伤部位可找到明显压痛点。

对症
食疗 **当归炖猪腰**

材料:

猪瘦肉100克，腰花80克，当归6片，红枣4克，枸杞子4克，姜2片，盐2克。

功效

补肾强腰、活血化瘀、通络止痛。

做法:

❶ 在电饭锅中放入瘦肉、腰花、当归、红枣、枸杞子、姜片，加入适量清水至没过食材，搅拌均匀。

❷ 盖上盖，按下"功能"键，调至"靓汤"状态，煮2小时至汤味浓郁。

❸ 按下"取消"键，打开盖，加入盐调味即可。

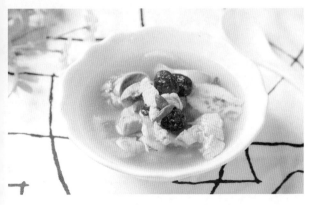

简易按摩疗法

【按摩选穴】 肾俞、委中、跗阳、膈俞。

【穴位定位】

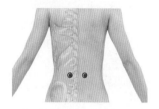

1 肾俞： 位于腰部，第2腰椎棘突下，后正中线旁开1.5寸。

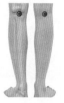

2 委中： 位于腘横纹中点，当股二头肌肌腱与半腱肌肌腱的中间。

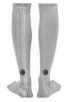

3 跗阳： 位于小腿后面，昆仑直上3寸。

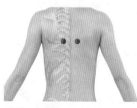

4 膈俞： 位于第7胸椎棘突下，旁开1.5寸。

【操作要领】 用指腹或手掌按揉以上穴位，以腰部舒适为宜，每穴操作5分钟，每日1~2次。

传统艾灸不可少

【艾灸取穴】肾俞、委中、气海、膈俞。
【艾灸配穴】腰肿痛、屈伸不利加灸神阙。
【艾灸方法】

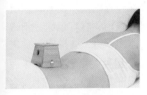

1 肾俞： 用内燃艾条的艾灸盒温和灸治两侧肾俞穴10～15分钟。

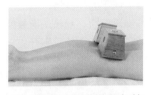

2 委中： 用内燃艾条的艾灸盒温和灸治两侧委中穴10～15分钟。

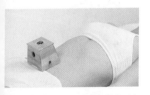

3 气海： 用内燃艾条的艾灸盒温和灸治气海穴10～15分钟，以腰腹部温热舒适为宜。

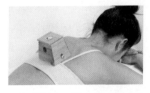

4 膈俞： 用内燃艾条的艾灸盒温和灸治两侧膈俞穴10～15分钟。

腰椎间盘突出症
温养血脉，疏肝理气

腰椎间盘突出症是腰椎间盘各部分（髓核、纤维环及软骨板）在不同程度退行病变后，又在外界因素作用下，致使纤维环破裂，髓核从破裂处突出而致相邻器官组织受刺激或压迫，从而使腰腿产生一系列疼痛、麻木、酸胀等临床症状。本病多发于20～40岁间，而且男性多于女性。中医认为主要因肝肾亏损、外感风寒湿邪等所致。此病不仅容易出现腰痛，若压迫神经，还容易导致下肢疼痛。

典型症状

　　腰痛和一侧下肢放射痛，是该病的主要症状。腰痛常发生于腿痛之前，也可二者同时发生。大多有外伤史，也可无明确之诱因。

　　还可见弯腰时躯干向患侧弯，腰部活动受限，腰部压痛伴放射痛，直腿抬高试验阳性。

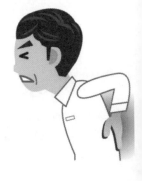

对症食疗 ┤ 杜仲黑豆排骨汤

材料：

排骨600克，杜仲10克，水发黑豆100克，姜片、枸杞子、葱花、料酒、盐、鸡精各少许。

功效

补肾强腰、强筋壮骨，防止腰椎退行性病理改变。

做法：

❶ 用沸水汆煮排骨5分钟，捞出沥干。

❷ 锅中注水烧开，放入杜仲、姜片、黑豆、排骨，滴少许料酒。

❸ 盖上盖，大火煮沸后转小火炖1小时，至排骨酥软。揭盖，加盐、鸡精、枸杞子调味，盛出撒上葱花即可。

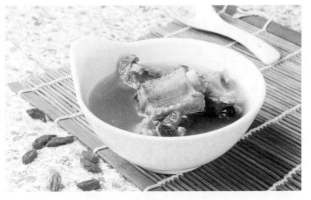

对症
食疗 **扁豆薏苡仁冬瓜粥**

材料：

大米200克，白扁豆80克，薏苡仁100克，冬瓜50克，葱花少许，盐2克，鸡精3克。

功效

清热消炎、利水消肿，减轻神经受压症状。

做法：

❶ 冬瓜去皮切块。

❷ 锅中注水，倒入备好的白扁豆、薏苡仁、大米。盖上盖，大火煮开后转小火煮1小时。

❸ 揭盖，放入冬瓜，盖上盖续煮15分钟。揭盖，加盐、鸡精调味，盛出撒上葱花即可。

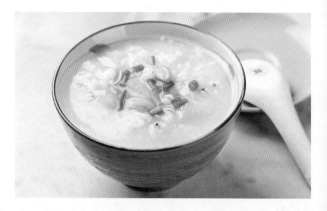

对症茶疗 ▶ 车前子丹参冬瓜皮茶

材料：

黄芪10克，冬瓜皮10克，车前子10克，丹参10克。

功效

清热消肿、活血止痛、增强免疫，加快疼痛的消除。

做法：

❶ 沙锅中注水烧开，放入备好的黄芪、冬瓜皮、车前子、丹参，搅拌均匀。

❷ 盖上盖，大火煮开后转小火煮20分钟，至药材析出有效成分。

❸ 揭开盖，将药材及杂质捞净。将煮好的药茶盛出，装入碗中即可。

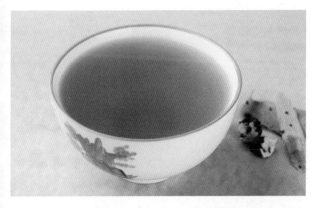

简易按摩疗法

【按摩选穴】命门、腰阳关、阳陵泉、涌泉。

【穴位定位】

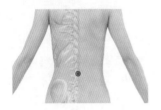

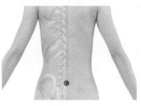

1 **命门：** 位于腰部，当后正中线上，第2腰椎棘突下凹陷中。

2 **腰阳关：** 位于腰部，当后正中线上，第4腰椎棘突下凹陷中。

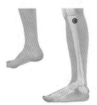

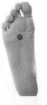

3 **阳陵泉：** 位于小腿外侧腓骨小头下方凹陷处。

4 **涌泉：** 位于足底部，蜷足时足前部凹陷处。

【操作要领】用指腹或手掌按揉搓摩，腰部用力不宜过重，每穴操作5分钟，每日1～2次。

传统艾灸不可少

【艾灸取穴】肾俞、委中、八髎、阿是穴。

【艾灸配穴】腰酸加灸神阙；腿麻加灸血海。

【艾灸方法】

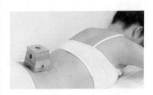

1 肾俞： 用内燃艾条的艾灸盒温和灸治两侧肾俞穴10～15分钟，有温热感为宜。

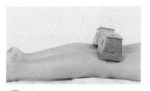

2 委中： 用内燃艾条的艾灸盒温和灸治两侧委中穴各10～15分钟。

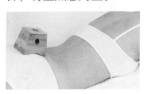

3 八髎： 用内燃艾条的艾灸盒温和灸治八髎穴10～15分钟，以腰骶部温热舒适为宜。

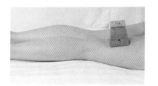

4 阿是穴： 用内燃艾条的艾灸盒温和灸治局部阿是穴10～15分钟。

▶坐骨神经痛

祛风除湿，散寒止痛

坐骨神经由腰5~骶3神经根组成，坐骨神经痛是指多种病因所致的沿坐骨神经通路的病损，腰、臀、大腿后侧、小腿后外侧及足外侧以疼痛为主要症状的综合征。西医认为坐骨神经痛是指在坐骨神经通路及其分布区内发生疼痛，为常见的周围神经疾病。原发性坐骨神经痛，主要是间质炎，多因肌炎及纤维组织炎在感染、受冷时而诱发；继发性坐骨神经痛主要是由于腰椎错位、椎间盘突出、腰骶骨质增生所致。

典型症状

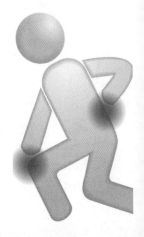

沿坐骨神经通路即腰、臀部、大腿后、小腿后外侧和足外侧发生的疼痛症状群，呈烧灼样或刀刺样疼痛，夜间痛感加重。

咳嗽、活动下肢、弯腰、排便时疼痛加重。日久，患侧下肢会出现肌肉萎缩，或出现跛行。

对症
食疗 **益母草鲜藕粥**

材料:

益母草5克，莲藕80克，大米200克，蜂蜜少许。

功效

改善微循环、活血通络，减轻坐骨神经痛症状。

做法:

❶ 莲藕去皮切块。

❷ 先用适量水煲煮益母草20分钟，捡出药材。

❸ 在药汁中倒入大米，大火煮开后转小火煮30分钟。

❹ 倒入莲藕块，拌匀，续煮20分钟。起锅前淋入少许蜂蜜即可。

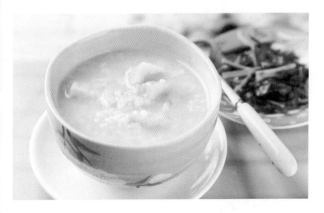

简易按摩疗法

【按摩选穴】三焦俞、大肠俞、承扶、委中。

【穴位定位】

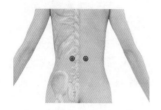 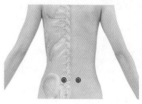

1 三焦俞： 位于腰部，第1腰椎棘突下，旁开1.5寸。

2 大肠俞： 位于腰部，第4腰椎棘突下，旁开1.5寸。

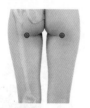 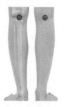

3 承扶： 位于大腿后面，臀下横纹的中点。

4 委中： 位于腘横纹中点，肌腱的中间。

【操作要领】用指腹推按或搓摩至疼痛症状减缓，每穴操作5分钟，每日1~2次。

传统艾灸不可少

【艾灸取穴】肾俞、次髎、殷门、委中、足三里。
【艾灸配穴】腿冷痛加灸神阙；腿肿胀加灸涌泉。
【艾灸方法】

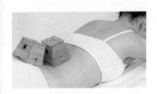

1 肾俞、次髎：用内燃艾条的艾灸盒温和灸治两侧肾俞穴、次髎穴10～15分钟。

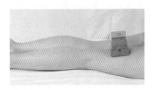

2 殷门：用内燃艾条的艾灸盒温和灸治两侧殷门穴各10～15分钟。

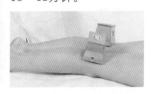

3 委中：用内燃艾条的艾灸盒温和灸治两侧委中穴各10～15分钟，以热感上传下行为佳。

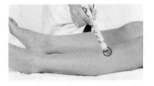

4 足三里：用艾条回旋灸法灸治两侧足三里穴各10～15分钟，以腿部温热舒适为宜。

▶腰酸背痛
强筋壮骨，行气通络

腰酸背痛是指脊柱骨和关节及其周围软组织等病损的一种症状，常用以形容劳累过度。日间劳累加重，休息后可减轻，日积月累，可使肌纤维变性，甚而少量撕裂，形成瘢痕或纤维索条或粘连，遗留长期慢性腰背痛。中医认为本病多因感受寒湿、湿热、气滞血瘀、肾亏体虚或跌仆外伤所致。

典型症状

以腰部、背部、肩部、腿部的放射性疼痛、酸痛、挤压痛、咳嗽痛、牵拉痛等为主，轻则影响正常生活，重则损害健康，严重者可丧失劳动能力。

常因过劳或姿势长期固定诱发，一般休息后可缓解。

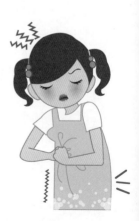

对症食疗 ╳ 桑葚牛骨汤

材料:

桑葚干20克，牛骨300克，生姜5片，枸杞子、料酒、盐少许。

功效

补肾强腰、强筋壮骨，能预防老年腰酸背痛。

做法:

❶ 先用沸水氽煮牛骨，捞出沥干。

❷ 在锅中加适量水，放入桑葚干、牛骨、生姜，淋入少许料酒。

❸ 盖上盖，大火煮沸后转小火煲2小时。

❹ 揭盖，加少许盐、枸杞子调味，略煮即可。

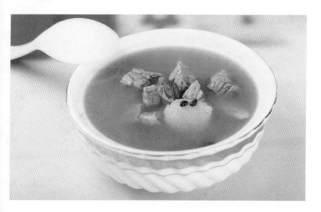

对症
食疗 〉 **韭黄炒牡蛎**

材料：

牡蛎肉400克，韭黄200克，彩椒50克，姜片、蒜末、葱花各少许，盐、鸡精、食用油各适量。

功效

壮阳补肾、活血止痛，缓解虚瘀所致腰酸背痛。

做法：

❶ 韭黄切段，彩椒切条。牡蛎肉洗净，用盐、鸡精腌渍一会儿。

❷ 用沸水氽煮牡蛎肉15分钟至熟，捞出沥干。

❸ 姜片、蒜末、葱花用油爆香，加牡蛎肉、彩椒、韭黄，翻炒至熟，再加盐、鸡精炒匀调味。

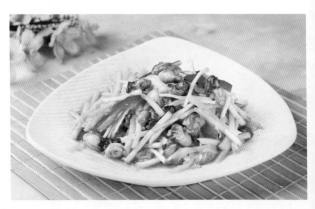

对症茶疗 ▏杜仲绞股蓝茶

材料：

杜仲10克，绞股蓝5克。

功效

补肝肾、强筋骨、通经络，改善腰背酸痛。

做法：

❶ 沙锅中注入适量清水烧开，倒入备好的杜仲、绞股蓝，拌匀。

❷ 大火烧开后转中小火煮约10分钟，至药材析出有效成分。

❸ 关火后盛出药茶，滤入杯中，趁热饮用即可。

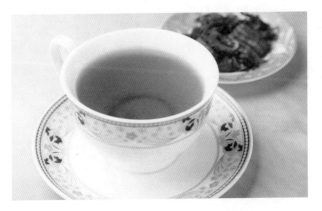

简易按摩疗法

【按摩选穴】肾俞、腰阳关、大肠俞、八髎。

【穴位定位】

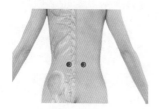

1 肾俞： 位于腰部，第2腰椎棘突下，后正中线旁开1.5寸。

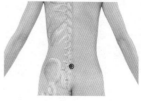

2 腰阳关： 位于腰部，后正中线上，第4腰椎棘突下凹陷中。

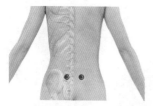

3 大肠俞： 位于第4腰椎棘突下旁开1.5寸。

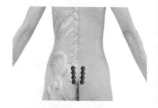

4 八髎： 位于骶椎，在8个骶后孔中。

【操作要领】用掌根或鱼际推揉搓摩，用力可稍重，每穴操作5分钟，每日1~2次。

传统艾灸不可少

【艾灸取穴】肾俞、八髎、神阙、阿是穴。

【艾灸配穴】乏力加灸足三里；背僵加灸膈俞。

【艾灸方法】

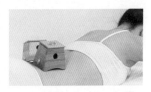

1 肾俞： 用内燃艾条的艾灸盒温和灸治两侧肾俞穴10～15分钟。

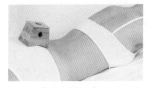

2 八髎： 用内燃艾条的艾灸盒温和灸治八髎穴10～15分钟，以腰骶部温热舒适为宜。

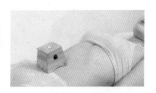

3 神阙： 用内燃艾条的艾灸盒温和灸治神阙穴10～15分钟，以热感从腹部透射背部为佳。

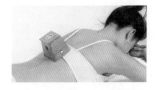

4 阿是穴： 用内燃艾条的艾灸盒温和灸治局部疼痛处的阿是穴10～15分钟。

月经不调

温通气血，改善体质

月经不调是指月经的周期、经色、经量、经质、气味发生了改变，或是月经前、经期时有腹痛及全身症状。如垂体前叶或卵巢功能异常，或子宫本身发生病变，或血液循环不畅，就会发生月经不调。当第3至第5腰椎或骨盆错位时，也会引起内分泌紊乱，导致月经失调。月经失调，多与肾阴阳失调有关，肾有亏虚，可伴见腰酸，经前或经行疼痛，可有下腹部疼痛放射至腰骶部。

典型症状

月经不调表现为月经周期或出血量的紊乱。月经间隔缩短或延长，月经来潮时间不定，月经过多或过少，绝经后阴道出血，闭经等。经行异常，如痛经，经前综合征（小腹胀痛、烦躁易怒、水肿）等。

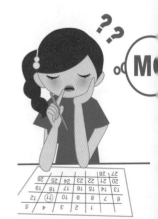

对症食疗 ▶ 香菜拌黄豆

材料:

水发黄豆200克,香菜20克,姜片、花椒各少许,盐2克,芝麻油5毫升。

功效

能促进体内雌激素平衡,达到调经的功效。

做法:

❶ 将黄豆、姜片、花椒、1克盐倒入开水中。

❷ 大火煮开后转小火煮20分钟至食材入味。捞出食材装入碗中,捡去姜片、花椒。

❸ 将香菜放入黄豆中,加盐、芝麻油,持续搅拌片刻,使其入味即可。

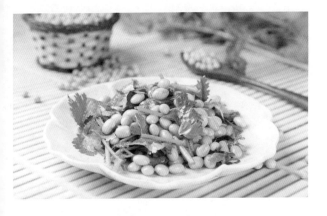

对症
食疗 ▶ **红糖山药粥**

材料:

大米80克，去皮山药150克，红糖30克，枸杞子15克。

功效

补肾益气、暖宫调经，改善月经不调症状。

做法:

❶ 山药洗净、切小块。锅中加水，放入大米、山药。

❷ 盖上盖，用大火煮开后转小火续煮1小时至食材熟软。

❸ 揭盖，加少许枸杞子、红糖，搅拌至红糖溶化。

❹ 关火后加盖，焖5分钟至食材入味。盛出后放上少许枸杞子点缀即可。

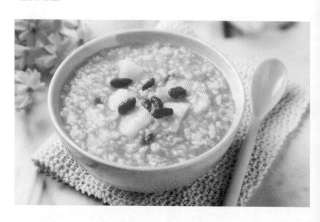

对症茶疗 | 玫瑰香附茶

材料：

玫瑰花1克，香附3克，冰糖少许。

功效

疏肝行气、调经止痛，防治月经先期、疼痛不适。

❶ 将玫瑰花、香附用清水洗净，沥干，备用。

❷ 取一个茶杯，倒入备好的香附、玫瑰花、冰糖，注入适量开水。

❸ 盖上盖，泡约10分钟至药材析出有效成分。揭盖，趁热饮用即可。

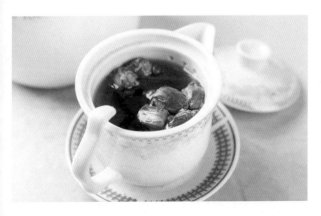

简易按摩疗法

【按摩选穴】命门、八髎、血海、足三里。

【穴位定位】

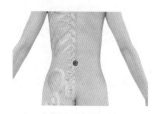

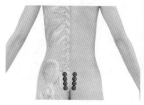

1 命门： 位于腰部，后正中线上，第2腰椎棘突下凹陷中。

2 八髎： 位于骶椎，分别在8个骶后孔中。

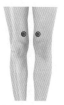

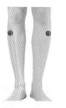

3 血海： 位于大腿内侧，髌骨内缘上2寸。

4 足三里： 位于小腿前外侧，当犊鼻下3寸。

【操作要领】用全掌搓摩命门、八髎，用指腹按揉血海、足三里，每穴操作5分钟，每日1~2次。

传统艾灸不可少

【艾灸取穴】关元、足三里、三阴交、子宫。

【艾灸配穴】月经先期、经前胁痛加灸太冲。

【艾灸方法】

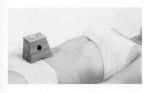

1 关元： 用内燃艾条的艾灸盒温和灸治关元穴10～15分钟，以下腹部温热舒适为宜。

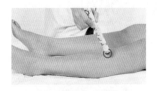

2 足三里： 用艾条温和灸法灸治两侧足三里穴各10～15分钟。

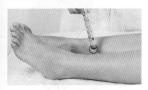

3 三阴交： 用艾条温和灸法灸治两侧三阴交穴各10～15分钟，以热感循经上传为佳。

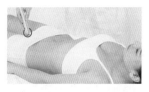

4 子宫： 用艾条温和灸法灸治两侧子宫穴各10～15分钟，以腹腔内温热舒适为宜。

▶痛经

活血化瘀，行气止痛

痛经又称经行腹痛，是指妇女在经期或行经前后，出现周期性小腹、腰骶疼痛的病症，多见于青年女性。痛经主要分为原发性和继发性两种。经妇科临床检查，未发现盆腔器官有明显异常者，称为原发性痛经；生殖器官有明显病变者，称为继发性痛经。从脊椎病因来看，第1至第4腰椎错位，可引发痛经。

典型症状

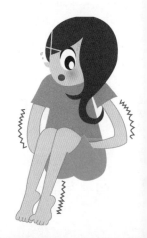

轻度：经期或经期前后小腹疼痛明显，伴腰部酸痛，但能坚持工作。

中度：经期或经期前后小腹疼痛难忍，伴腰部酸痛，恶心呕吐，四肢不温。

重度：经期或经期前后小腹疼痛难忍，坐卧不宁，伴腰部酸痛、面色苍白、冷汗淋漓。

^{对症}_{食疗} 肉桂五香鲫鱼

材料:

鲫鱼400克，桂圆肉10克，葱段、姜片、八角、肉桂、盐、料酒、油适量。

功效

补火助阳、引火归源、散寒止痛、活血通经。

做法:

❶ 将干净的鲫鱼切花刀，抹上盐、料酒，腌渍一会儿。

❷ 用小火热油煎鲫鱼，至两面断生。

❸ 再加姜片、八角、葱段、肉桂，炒出香味。

❹ 加适量水、桂圆肉，用中小火煮约10分钟至熟。最后加盐调味即可。

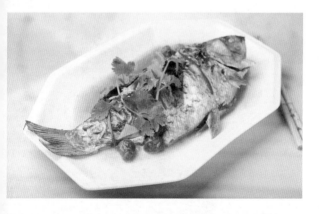

对症食疗 》 艾叶煮鸡蛋

材料:

鸡蛋2个,鲜艾叶30克。

功效

暖宫调经、补气养血,调节虚寒瘀滞所致痛经。

做法:

❶ 锅中加水烧热,放入洗净的鲜艾叶、鸡蛋。盖上盖,用大火烧开后转小火煮约20分钟。

❷ 揭盖,轻敲鸡蛋,使其裂开。盖上盖,用中火煮10分钟,至鸡蛋上色。

❸ 关火后取出鸡蛋,浸入凉水中,剥去蛋壳。

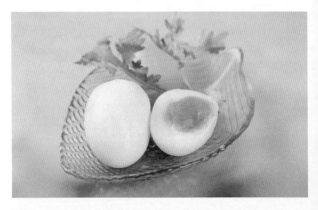

对症
茶疗 ┃ **玫瑰益母草调经茶**

材料:

玫瑰花3克,益母草7克,红糖少许。

功效

能改善子宫气血循环、暖宫调经止痛。

做法:

❶ 锅中加水烧开,倒入洗净的益母草。盖上盖,用中火煮约10分钟。揭盖,用小火保温,待用。

❷ 取一个茶杯,倒入洗净的玫瑰花。将锅中的药汁滤入杯中。

❸ 加少许红糖,泡约1分钟至香气散出,趁热饮用即可。

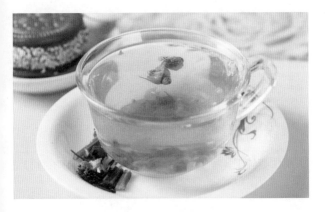

简易按摩疗法

【按摩选穴】气海、关元、肾俞、八髎。

【穴位定位】

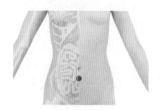

1 气海：位于下腹部，前正中线上，当脐中下1.5寸。

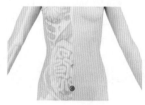

2 关元：位于下腹部，前正中线上，当脐中下3寸。

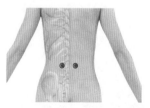

3 肾俞：位于第2腰椎棘突下旁开1.5寸。

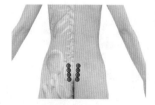

4 八髎：位于骶椎，分别在8个骶后孔中。

【操作要领】用全掌或掌根推按揉动，用力不宜过重，每穴操作5分钟，每日1~2次。

传统艾灸不可少

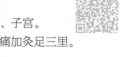

【艾灸取穴】关元、三阴交、八髎、子宫。

【艾灸配穴】寒痛加灸神阙；空腹痛加灸足三里。

【艾灸方法】

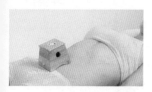

1 关元： 用内燃艾条的艾灸盒温和灸治关元穴10分钟，以下腹部温热舒适为宜。

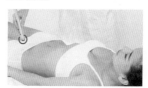

2 三阴交： 将艾条悬于三阴交穴上温和灸治10分钟，有局部温热舒适为宜。

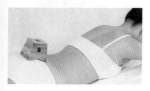

3 八髎： 用内燃艾条的艾灸盒温和灸治八髎穴15分钟，以热感透射腰腹部为佳。

4 子宫： 将艾条悬于子宫穴上温和灸治10分钟。

子宫肌瘤
行气活血，消积祛癥

子宫肌瘤，又称纤维肌瘤、子宫纤维瘤，是女性生殖器官中最常见的一种良性肿瘤，也是人体中最常见的肿瘤之一。子宫肌瘤多见于育龄、丧偶及性生活不协调的妇女。长期的雌激素含量过高、神经中枢活动异常都可能引起子宫肌瘤。当第1至第5腰椎错位时，会使气血运行不畅，诱发子宫肌瘤。子宫肌瘤者，容易出现痛经、月经不调、腰腹部酸胀疼痛等不适。

典型症状

早期多无症状，会有月经不调。肿瘤扩大后，下腹能触摸到肿物，伴有下腹坠胀、腰背酸痛等感觉，白带增多，有时伴有大量脓血性排液及腐肉样组织，有臭味等。当肌瘤向前或向后生长，会压迫膀胱、尿道或直肠，引起排尿不适或便秘等。

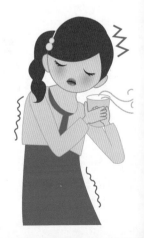

对症食疗 | 当归红花补血粥

材料:

大米200克,红花、黄芪、当归、川芎、白糖各5克。

功效

活血消积、益气补血,防治子宫肌瘤和贫血。

做法:

❶ 锅中加适量水 、川芎、当归、黄芪。用大火煮开后倒入洗好的大米。

❷ 再次用大火煮开后转小火煮30分钟。倒入备好的红花,拌匀。

❸ 盖上盖,续煮30分钟至食材熟透。揭盖,加入白糖,拌匀即可。

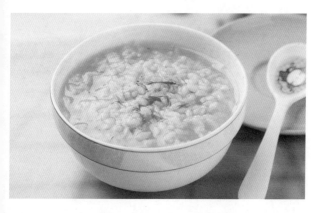

对症茶疗 ┃ 玫瑰郁金益母草饮

材料：

玫瑰花、益母草、郁金各5克，红糖8克。

功效

行气活血、止血调经，改善微循环，消除积聚。

做法：

❶ 沙锅中注入适量清水，倒入备好的药材，拌匀。

❷ 盖上盖，用大火煮约5分钟。

❸ 揭盖，捞出药渣。加入红糖，拌匀。关火后盛出煮好的药茶，装入杯中，待稍微放凉后即可饮用。

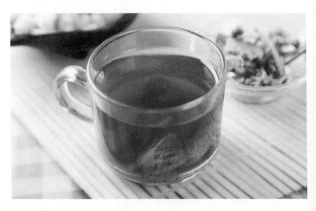

传统艾灸不可少

【艾灸取穴】气海、子宫、血海、三阴交。

【艾灸配穴】出血多加灸隐白；痛经加灸八髎。

【艾灸方法】

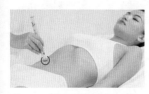

1 气海：点燃艾条，将艾条悬于气海穴上灸治10～15分钟。

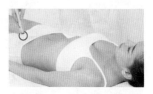

2 子宫：将艾条放于子宫穴上灸治10～15分钟，热力要能够深入体内，直达病所。

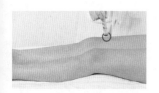

3 血海：将艾条一端点燃，用艾条温和灸法灸治血海穴10分钟。

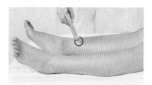

4 三阴交：用艾条温和灸法灸治三阴交穴10分钟，以局部有温热感为宜。

子宫脱垂

温热散寒，扶阳养阴

子宫脱垂又称子宫脱出，本病是指子宫从正常位置沿阴道向下移位，甚至子宫全部脱出于阴道口外，常发生于劳动妇女、产后损伤者和老龄女性。多因分娩时损伤宫颈、宫颈主韧带及子宫韧带，或因分娩后支持组织没有及时恢复正常，或因生育过多或分娩时用力过度所致。此外，第3至第5腰椎的病变也与子宫脱垂有一定关系。子宫脱垂者，常见腰部坠胀疼痛，休息后稍缓。

典型症状

子宫脱垂常表现为腰骶部酸痛，劳动后加剧，休息后缓解；阴道脱出肿物；泌尿道症状（排尿困难，或尿频、尿潴留、尿失禁）；月经改变，白带异常。

若因腰椎病变引起，会在腰3至腰5棘突两侧触摸到明显的压痛点。

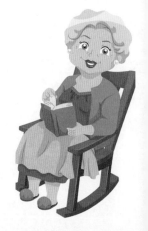

对症
食疗 〉 **红枣桂圆黄芪茶**

材料：

红枣30克，桂圆肉25克，黄芪15克，枸杞子8克。

功效

健脾养血、益气升提，防治子宫脱垂。

做法：

❶ 沙锅中注入适量清水烧开。放入备好的红枣、桂圆肉、黄芪、枸杞子。

❷ 盖上盖，用小火煮约20分钟至食材熟透。

❸ 揭开盖，搅拌均匀。关火后盛出煮好的茶水，装入碗中即可。

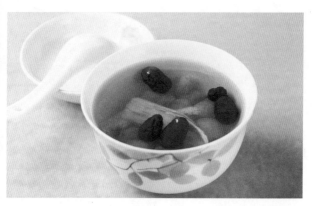

简易按摩疗法

【按摩选穴】百会、提托、子宫、脾俞。

【穴位定位】

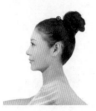

1 百会： 位于头部，前发际正中直上5寸，或两耳尖连线的中点处。

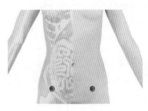

2 提托： 位于下腹部，脐中下3寸，旁开4寸处。

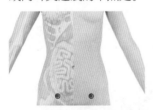

3 子宫： 位于脐中下4寸，中极旁开3寸。

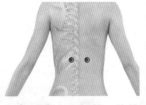

4 脾俞： 位于第11胸椎棘突下旁开1.5寸。

【操作要领】用手掌或指腹按揉至局部温热发红，腹背可稍用力，每穴操作5分钟，每日1~2次。

传统艾灸不可少

【艾灸取穴】神阙、足三里、三阴交、百会、肾俞。

【艾灸配穴】疲乏加灸中脘；腰酸加灸提托。

【艾灸方法】

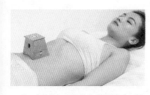

1 神阙： 用内燃艾条的艾灸盒温和灸神阙穴10～15分钟，以热感传导下腹部为佳。

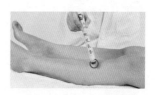

2 足三里、三阴交： 用艾条温和灸法灸治足三里穴、三阴交穴各10～15分钟。

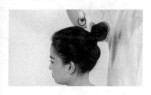

3 百会： 用艾条温和灸法灸治百会穴10～15分钟，以热感循经下传为佳，坚持灸治效果显著。

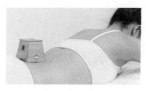

4 肾俞： 用内燃艾条的艾灸盒温和灸治肾俞穴10～15分钟，以热感从腰骶部透入腹部为宜。

▶不孕症
温中益气，补精填髓

不孕症表现为女性婚后2年以上，性生活规律，未采取避孕措施，经检查男方生理功能正常，而女性无先天性生理缺陷，但未能受孕。同居2年以上未受孕者，称为原发性不孕；婚后曾有过妊娠，相距2年以上未受孕者，称为继发性不孕。不孕原因有很多，如流产、妇科疾病、压力大和减肥等，此外，腰椎错位也会引起此病。不孕者，多有虚瘀，常见下腹部疼痛、腰酸背痛等症状。

典型症状

肾虚不孕者面色晦暗，乏力，经期延后，量少色暗。血虚者面色枯黄，形体消瘦，头晕目眩，月经量少、色淡。痰湿者体型肥胖，乏力，性欲冷淡，月经不调。肝郁者经常烦躁，胸胁乳房胀痛。血瘀者胸胁乳房胀痛，月经后期腹痛，色暗有血块。

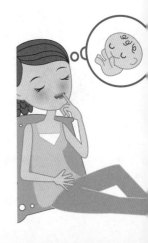

对症食疗 ┊ 当归乌鸡墨鱼汤

材料：

乌鸡块、墨鱼块各300克，鸡血藤、黄精、当归各15克，姜片、葱条、盐各适量。

功效

益气养血、养宫助孕，改善虚寒瘀滞体质。

做法：

❶ 用沸水汆煮墨鱼块、乌鸡块，捞出沥干。

❷ 锅中加水、墨鱼块、乌鸡块、鸡血藤、黄精、当归、姜片、葱条。盖上盖，大火烧开后转用小火煲煮约60分钟，至食材熟透。

❸ 揭盖，拣去葱条，加少许盐调味即可。

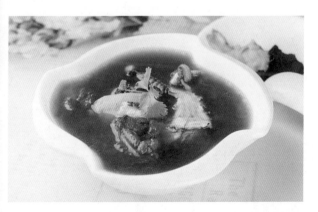

简易按摩疗法

【按摩选穴】神阙、关元、子宫、八髎。

【穴位定位】

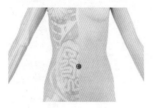

1 神阙: 位于腹中部,脐中央。

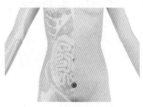

2 关元: 位于下腹部,前正中线上,脐中下3寸处。

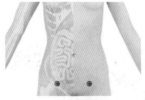

3 子宫: 位于脐中下4寸,旁开3寸处。

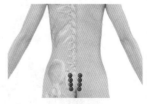

4 八髎: 位于骶椎,分别在8个骶后孔中。

【操作要领】用指腹轻揉神阙,用手掌按揉关元、子宫、八髎,每穴操作5分钟,每日1~2次。

传统艾灸不可少

【**艾灸取穴**】神阙、关元、三阴交、肾俞。

【**艾灸配穴**】体虚加灸涌泉；闭经加灸子宫。

【**艾灸方法**】

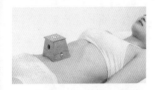

1 **神阙：** 用内燃艾条的艾灸盒温和灸治神阙穴10～15分钟，以腹部温热为宜。

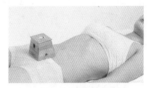

2 **关元：** 用内燃艾条的艾灸盒温和灸治关元穴10～15分钟，以下腹部温热舒适为宜。

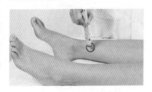

3 **三阴交：** 用艾条回旋灸法灸治两侧三阴交穴各10～15分钟，以热感上传腹部为佳。

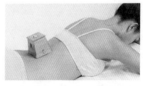

4 **肾俞：** 用内燃艾条的艾灸盒温和灸治两侧肾俞穴10～15分钟。

▶前列腺炎
温肾补血，清热祛湿

前列腺炎是成年男性常见病之一，是指前列腺特异性和非特异性感染所致的急、慢性炎症，从而引起的全身或局部症状。前列腺炎可分为非特异性细菌性前列腺炎、特发性细菌性前列腺炎（又称前列腺病）、特异性前列腺炎、非特异性肉芽肿性前列腺炎、其他病原体（如病毒、支原体、衣原体等）。第1腰椎病变，压迫到神经也可导致前列腺增生，容易诱发前列腺炎。久患此病容易伤肾，引起腰部酸痛。

典型症状

前列腺炎常见排尿不适症状（尿急、尿频、排尿时有烧灼感、排尿疼痛、尿道滴白），局部症状（会阴、肛门、阴囊触痛和坠胀），疼痛放射至腰腹和下肢，性功能障碍等，晨间症状较为明显。

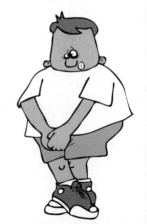

对症食疗 ┤ 翠衣冬瓜瓠瓜汤

材料:

西瓜、瓠瓜、冬瓜各100克,红枣5克,姜片、盐、鸡精、料酒、食用油各少许。

功效

清热消炎、祛湿通络,加快前列腺炎症消除。

做法:

❶ 瓠瓜、冬瓜切片,西瓜切小块。

❷ 姜片用油爆香,淋入料酒,注水烧开。倒入西瓜块、红枣、瓠瓜、冬瓜,搅拌均匀。

❸ 盖上盖,煮约2分钟至食材熟软。揭盖,放入盐、鸡精,持续搅拌片刻,使其入味。

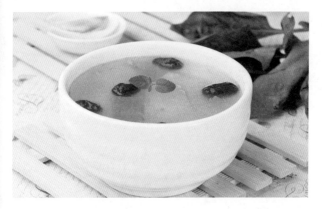

对症食疗 ┃ 蒲公英薏苡仁粥

材料：

水发大米120克，水发薏苡仁85克，蒲公英少许，白糖适量。

功效

清热解毒、利尿散结，可治前列腺炎、尿频尿急。

❶ 沙锅中注水烧开，倒入洗净的蒲公英。

❷ 放入洗好的大米、薏苡仁，搅拌均匀。

❸ 盖上盖，大火烧开后转小火煮约45分钟。

❹ 揭盖，加入适量白糖，拌匀，用中火煮至溶化。关火后盛出煮好的粥即可。

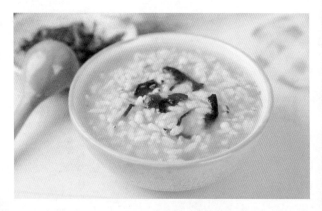

对症食疗 | **马齿苋薏苡仁绿豆汤**

材料:

马齿苋40克，水发绿豆75克，水发薏苡仁50克，冰糖35克。

功效

清热消炎、利尿祛湿，改善尿频、尿急、尿痛症状。

做法:

❶ 将马齿苋切段，备用。沙锅中注水烧热，倒入薏苡仁、绿豆，拌匀。

❷ 盖上盖，大火烧开后转用小火煮约30分钟。

❸ 揭盖，倒入马齿苋，盖上盖用中火煮5分钟。

❹ 揭盖，倒入冰糖，拌匀，煮至溶化即可。

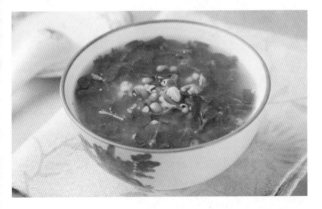

简易按摩疗法

【按摩选穴】中脘、水道、中极、大肠俞。

【穴位定位】

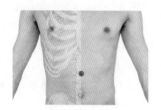

1 中脘： 位于上腹部，前正中线上，脐中上4寸处。

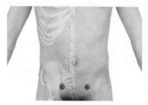

2 水道： 位于下腹部，脐中下3寸，旁开2寸处。

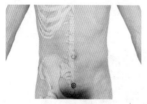

3 中极： 位于前正中线上，当脐中下4寸。

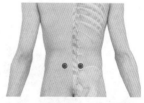

4 大肠俞： 位于第4腰椎棘突下旁开1.5寸。

【操作要领】用指腹或全掌按揉搓摩，用力稍重，每穴操作5分钟，每日1~2次。

传统艾灸不可少

【艾灸取穴】命门、气海、中极、三阴交。

【艾灸配穴】乏力加灸中脘；尿赤加灸复溜。

【艾灸方法】

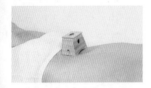

1 命门：用内燃艾条的艾灸盒温和灸治命门穴10～15分钟。

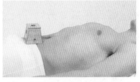

2 气海：用内燃艾条的艾灸盒温和灸治气海穴10～15分钟。

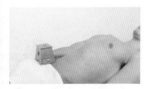

3 中极：用内燃艾条的艾灸盒温和灸治中极穴10～15分钟，以热感下传腹腔深处为佳。

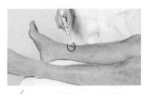

4 三阴交：将艾条悬于两侧三阴交穴，各灸治10～15分钟，以热感循经上传为宜。

▶早泄

滋阴补肾，填精益髓

持续的或反复发生的，在最小的性刺激下，在充分勃起前、性交前或者开始性交后很短时间内，先于意愿而发生射精，称为早泄。中医认为本病多由于房劳过度或频繁手淫，导致肾精亏耗，肾阴不足，相火偏亢，或体虚羸弱，虚损遗精日久，肾气不固，导致肾阴阳俱虚所致。此外，腰椎的病变也与早泄等性功能障碍有一定关系。早泄者，多因肾有亏损，常伴随腰酸症状。

典型症状

　　早泄表现为性交活动中，男子性器官尚未接触或者刚接触时，便发生射精，甚至影响生育。

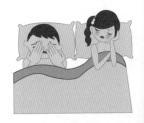

　　习惯性早泄，多见于青壮年人群，他们性欲旺盛，阴茎勃起有力；年老性早泄，是由性功能减退引起；偶见早泄，多因疲惫引起。

对症食疗 ┤ 猴头菇花生木瓜排骨汤

材料：

排骨、木瓜各350克，花生、猴头菇各80克，海底椰20克，核桃仁、盐各少许。

功效

有健胃、补虚、抗肿瘤、益肾精之功效。

做法：

❶ 用沸水氽煮排骨3分钟后捞出。木瓜切块。

❷ 锅中加水、排骨、猴头菇、木瓜块、海底椰、花生、核桃仁。

❸ 盖上盖，大火烧开后转小火煮约2小时。

❹ 揭盖，加少许盐，搅匀调味即可。

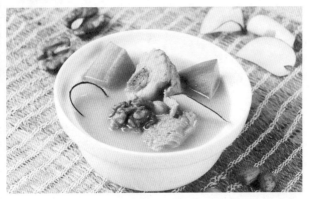

简易按摩疗法

【按摩选穴】涌泉、心俞、肝俞、命门。

【穴位定位】

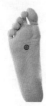

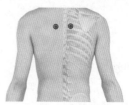

1 涌泉：位于足底部，在足前部凹陷处。

2 心俞：位于背部，当第5胸椎棘突下，旁开1.5寸。

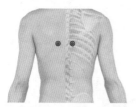

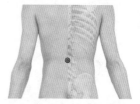

3 肝俞：位于第9胸椎棘突下，旁开1.5寸。

4 命门：位于第2腰椎棘突下凹陷中。

【操作要领】用指腹或掌根或鱼际按摩，涌泉用力宜重，每穴操作5分钟，每日1~2次。

传统艾灸不可少

【艾灸取穴】神阙、关元、足三里、肾俞、三阴交。

【艾灸配穴】紧张加灸内关；腰酸加灸涌泉。

【艾灸方法】

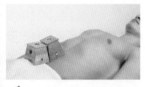

1 神阙、关元：用两个艾灸盒温和灸治神阙穴和关元穴10～15分钟。

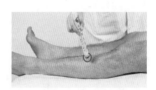

2 足三里：用艾条回旋灸法灸治两侧足三里穴各10～15分钟。

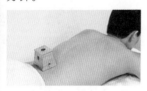

3 肾俞：用内燃艾条的艾灸盒温和灸治两侧肾俞穴10～15分钟，以热感传入腰腹部为宜。

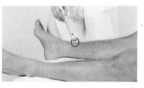

4 三阴交：用艾条温和灸法灸治两侧三阴交穴各10～15分钟，以热感循经上传为佳。

▶阳痿
补肾壮阳，培元固本

阳痿即勃起功能障碍，是指在有性欲要求时，阴茎不能勃起或勃起不坚，或者虽然有勃起但无法达到一定程度的硬度，因而妨碍性交或不能完成性交。除少数生殖系统的器质性病变引起外，大多数是心理性和体质性的。此外，由于阴茎的勃起受来自第2至第4骶椎自主神经的支配，当腰椎、骨盆出现病变后，也可能造成阳痿。因身体问题导致的阳痿，多伴有肾虚、腰酸。

典型症状

阳痿是指在企图性交时，阴茎勃起硬度不足以插入阴道，或阴茎勃起硬度维持时间不足以完成满意的性生活。

50岁以上的男子出现阳痿，多数是生理性的退行性变化。

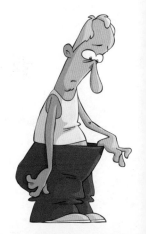

对症食疗 ▸ **黑豆生蚝粥**

材料：

水发黑豆80克，生蚝150克，大米200克，姜丝、葱花、盐、芝麻油各适量。

功效

能补肾强腰、壮阳起痿。

做法：

❶ 用沸水氽煮生蚝1分钟，捞出沥干。

❷ 锅中加水、黑豆、大米。盖上盖，用大火煮开后转小火煮40分钟。

❸ 揭盖，放入生蚝、姜丝，盖上盖续煮20分钟。揭盖，加入盐、芝麻油调味。盛出撒上葱花即可。

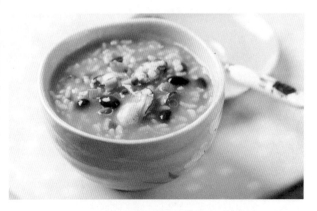

对症食疗 | 枸杞子海参汤

材料：

海参300克，香菇、枸杞子各10克，姜片、葱花、盐、鸡精、料酒各适量。

功效

滋阴补肾、壮阳益精，可治疗肾虚所致阳痿。

做法：

❶ 沙锅中注入适量的清水，大火烧开。

❷ 放入海参、香菇、枸杞子、姜片，淋入料酒。

❸ 盖上盖，大火煮开后转小火煮1小时至熟透。

❹ 揭盖，加入适量盐、鸡精、葱花，拌匀，略煮即可。

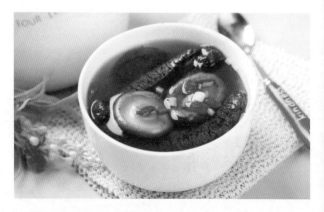

对症食疗 ┤ **杜仲花生排骨汤**

材料：

排骨400克，黑豆、花生各100克，杜仲、红枣各10克，姜片少许，盐适量。

功效

此汤有补益作用，能改善肾功能。

做法：

❶ 用沸水氽煮排骨，捞出沥干。

❷ 锅中加水、杜仲、红枣、姜片、黑豆、花生、排骨。盖上盖，大火煮沸后转用小火煲煮约30分钟，至食材熟透。

❸ 揭盖，加入适量盐，拌匀调味，略煮即可。

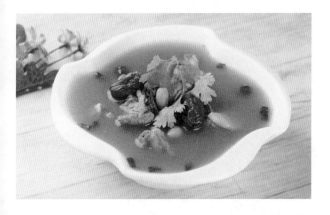

简易按摩疗法

【按摩选穴】神阙、气海、中极、次髎。

【穴位定位】

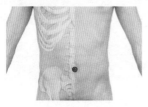

1 **神阙：** 位于腹中部，脐中央。

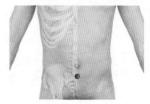

2 **气海：** 位于下腹部，前正中线上，脐中下1.5寸。

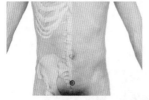

3 **中极：** 位于前正中线上，脐中下4寸。

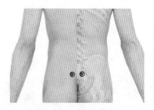

4 **次髎：** 位于骶部，第2骶后孔中。

【操作要领】用指腹或全掌按揉或推揉，腹部用力宜轻，每穴操作5分钟，每日1~2次。

传统艾灸不可少

【艾灸取穴】关元、肾俞、腰阳关、肝俞。

【艾灸配穴】勃起时间短加灸神阙。

【艾灸方法】

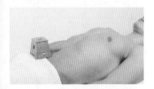

1 关元： 用内燃艾条的艾灸盒温和灸治关元穴10～15分钟，以腹部温热为宜。

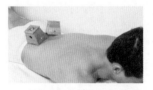

2 肾俞： 用内燃艾条的艾灸盒温和灸治两侧肾俞穴10～15分钟，以热感传至腹部为佳。

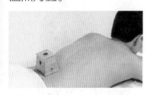

3 腰阳关： 用内燃艾条的艾灸盒温和灸治腰阳关穴10～15分钟，以热感透射腹部为佳。

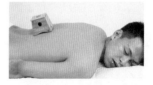

4 肝俞： 用内燃艾条的艾灸盒温和灸治两侧肝俞穴10～15分钟，以有温热感为宜。

▶便秘

消食化积，疏通肠道

便秘是临床常见的复杂症状，而不是一种疾病，主要是指排便次数减少、粪便量减少、粪便干结、排便费力等。引起功能性便秘的原因有很多，有饮食、生活压力、精神状态、滥用泻药、结肠运动功能紊乱、年老体虚等。从脊椎病理来看，与肠道蠕动有关的是腰椎，当其受到压迫时，会引起排便不顺。经常便秘的人，排便过于用力，也容易诱发腰痛。

典型症状

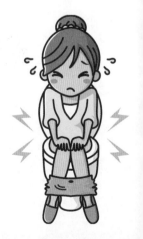

便秘的主要表现是大便次数减少，每周排便次数少于3次，间隔时间延长或正常，但粪质干燥，排便困难（包括排便费力、排出困难、排便不尽感、排便费时及需手法辅助排便）。

可伴发腹胀，腹痛，食欲减退，嗳气反胃。

对症食疗 ｜ 桂花蜂蜜蒸萝卜

材料：

白萝卜片260克，蜂蜜30克，桂花5克。

功效

润肠消食、行气通便，适合虚实便秘。

做法：

❶ 在白萝卜片中间挖一个洞。取一干净的盘子，摆放挖好的白萝卜片，加入蜂蜜、桂花，待用。

❷ 将盘子放入蒸锅中蒸15分钟至熟。

❸ 揭盖，取出白萝卜。待凉即可食用。

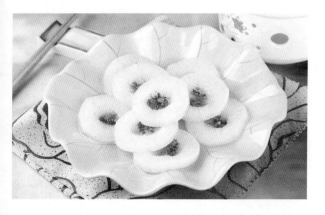

对症食疗 **火龙果银耳糖水**

材料：

火龙果150克，银耳1朵，冰糖30克，红枣20克，枸杞子10克，食粉少许。

功效

清热生津、润肠通便，适合热性便秘。

做法：

❶ 银耳泡发、去根、切块，火龙果剥皮切丁。

❷ 沸水中加少许食粉，煮银耳块1分钟，捞出。

❸ 锅中加水、红枣、枸杞子、银耳块，用小火煮约20分钟，至食材熟软。再放入火龙果丁、冰糖，煮至糖溶化即可。

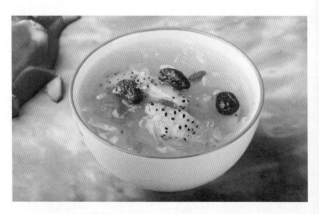

对症食疗 ┃ 肉苁蓉蒸鲈鱼

材料：

干净鲈鱼350克，肉苁蓉15克，枸杞子8克，姜片、葱段、料酒、盐各少许。

功效

温补润肠，适合老年虚性便秘。

做法：

❶ 将干净鲈鱼背部切开，填入部分姜片、葱段，撒上少许盐、料酒，抹匀，腌渍约30分钟，备用。

❷ 将鲈鱼装盘放入蒸锅，再加肉苁蓉、枸杞子。

❸ 盖上盖，用中火蒸约20分钟至熟。取出后，拣出姜片、葱段即可。

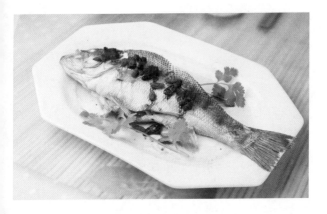

简易按摩疗法

【按摩选穴】支沟、足三里、三阴交、气海。

【穴位定位】

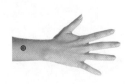

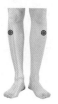

1 **支沟：** 位于前臂背侧，手背腕横纹中点直上3寸。

2 **足三里：** 位于小腿前外侧，当犊鼻下3寸，距胫骨前缘一横指。

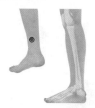

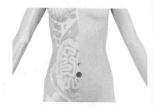

3 **三阴交：** 位于小腿内侧，内踝尖上3寸。

4 **气海：** 位于前正中线上，脐中下1.5寸。

【操作要领】用指腹或手掌按摩推揉，注意施力均匀，每穴操作5分钟，每日1~2次。

传统艾灸不可少

【艾灸取穴】天枢、足三里、胃俞、大肠俞。

【艾灸配穴】烦热加灸支沟；乏力加灸神阙。

【艾灸方法】

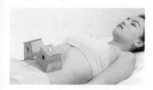

1 天枢： 用内燃艾条的艾灸盒温和灸治两侧天枢穴10～15分钟。

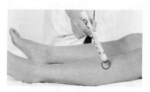

2 足三里： 用艾条温和灸法灸治两侧足三里穴各10～15分钟。

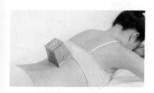

3 胃俞： 用内燃艾条的艾灸盒温和灸治两侧胃俞穴10～15分钟，以腰背部温热舒适为宜。

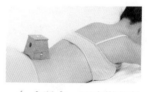

4 大肠俞： 用内燃艾条的艾灸盒温和灸治两侧大肠俞穴10～15分钟，以热感从背部透射腰腹部为佳。

▶痔疮

清热利湿，避免久坐

痔疮是肛门直肠底部及肛门黏膜的静脉丛发生曲张而形成的一个或多个柔软的静脉团的一种慢性疾病。位于齿状线以上的称为内痔，位于齿状线以下的称为外痔，二者都有的称为混合痔。常因不良的大便习惯、腹泻或便秘、不良饮食习惯、久坐久站、劳累等，导致肠静脉压力增高形成痔疮。当第2至第5腰椎中一个或两个以上椎体发生错位时，也会引发痔疮。痔疮容易产生腰骶部坠胀酸痛感。

典型症状

　　痔疮的症状是患处疼痛、便血。严重时，痔块会凸出肛门外，排便后才缩回。晚期会有瘙痒感。

　　外痔常随排便、久行后脱出肛门，有疼痛感、肛门异物感及瘙痒不适。内痔常便后带血，一段时间后容易引起贫血。

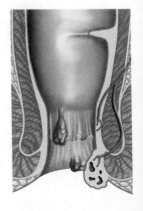

对症
食疗 ╞ **双菇蛤蜊汤**

材料:

蛤蜊150克,白玉菇段、香菇块各100克,姜片、葱花、鸡精、胡椒粉、盐各少许。

功效

清热解毒、利尿祛湿,消除湿热下注所致痔疾。

做法:

❶ 锅中注入适量清水烧开,倒入洗净切好的白玉菇、香菇。

❷ 倒入备好的蛤蜊、姜片,搅拌均匀。盖上盖,煮约2分钟。

❸ 揭开盖,放入鸡精、盐、胡椒粉,拌匀调味。盛出撒上葱花即可。

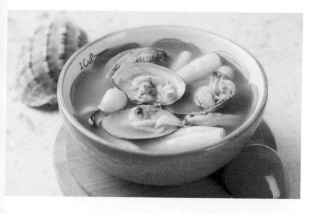

对症食疗 ⊦ 黄瓜芹菜汁

材料：

黄瓜100克，芹菜60克，蜂蜜10克。

功效

清热润肠、排毒消肿，缓解肛肠湿热。

做法：

❶ 洗净的芹菜切粒，黄瓜切成丁。

❷ 取榨汁机，选择搅拌刀座组合，倒入黄瓜、芹菜、适量清水。

❸ 盖上盖，选择"榨汁"功能，榨取蔬菜汁。揭开盖，倒出，加入适量蜂蜜调匀即可。

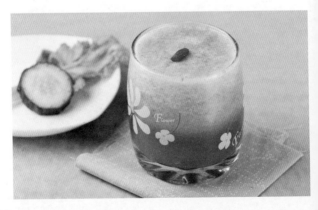

对症
茶疗 **荷叶山楂薏苡仁茶**

材料:

干荷叶5克,山楂干15克,陈皮10克,薏苡仁35克,冰糖适量。

功效

清热利尿、祛湿通络,改善痔疾。

做法:

❶ 用水清洗干荷叶、山楂、陈皮和薏苡仁,沥干。

❷ 锅置火上,倒入清洗好的材料,注入适量清水。大火煮沸后转小火煮约30分钟,至材料熟软。

❸ 加入适量冰糖,搅拌均匀,用大火煮至溶化。

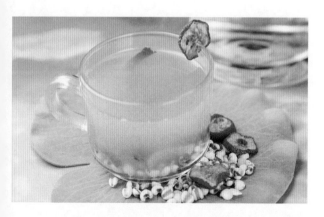

简易按摩疗法

【按摩选穴】百会、中脘、大肠俞、八髎。

【穴位定位】

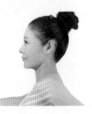

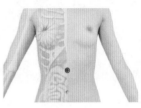

1 百会： 位于头部，前发际正中直上5寸，或两耳尖连线的中点处。

2 中脘： 位于上腹部，前正中线上，当脐中上4寸。

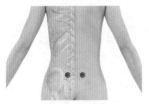

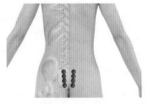

3 大肠俞： 位于第4腰椎棘突下旁开1.5寸。

4 八髎： 位于骶椎，分别在8个骶后孔中。

【操作要领】用指腹或全掌按摩推揉，腰骶部用力宜重，每穴操作5分钟，每日1~2次。

传统艾灸不可少

【艾灸取穴】百会、肾俞、足三里、三阴交。
【艾灸配穴】腹胀加灸中脘；便秘加灸支沟。
【艾灸方法】

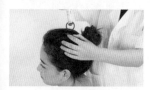

1 百会：用艾条温和灸法灸治百会穴10～15分钟，有温热感为宜。

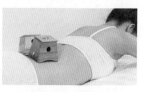

2 肾俞：用内燃艾条的艾灸盒温和灸治两侧肾俞穴10～15分钟。

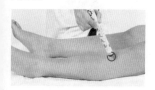

3 足三里：用艾条温和灸法灸治两侧足三里穴各10～15分钟，以热感上传腰腹部为佳。

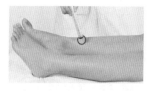

4 三阴交：用艾条温和灸法灸治两侧三阴交穴各10～15分钟，以出现循经感传现象为佳。

▶带状疱疹
清热消炎，活血止痛

带状疱疹是由水痘-带状疱疹病毒引起的急性炎症性皮肤病，中医称为缠腰火丹，又称蛇串疮。以沿单侧周围神经分布的簇集性小水疱为特征，常伴有明显的神经痛。发病前阶段，常有低热、乏力症状，将发疹部位有疼痛、烧灼感，持续1~3日，腰部带状疱疹可出现腰痛。本病春秋季的发病率较高，发病率随年龄增大而呈显著上升。

典型症状

发病前局部皮肤往往先有感觉过敏或神经痛，伴有轻度发热、全身不适、食欲不振等前驱症状，亦可无前驱症状而突然发病。

患部先有潮红斑，继而沿皮神经呈带状出现多数成群簇集的小丘疱疹，迅速变为水疱，水疱透明澄清。

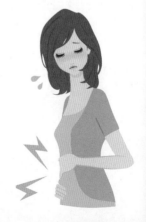

对症
食疗 〉 **苦瓜菊花汤**

材料：

苦瓜500克，菊花2克，冰糖适量。

功效

清热解毒、消炎止痛，对带状疱疹有食疗功效。

做法：

❶ 将洗净的苦瓜对半切开刮去瓤籽，斜刀切块。

❷ 锅中注入适量清水，大火烧开。倒入苦瓜块，搅拌片刻，再倒入菊花。

❸ 搅拌片刻，煮开后继续煮一会儿，至食材熟透，放入冰糖即可。

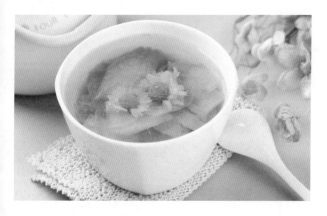

对症茶疗 | 金银花连翘茶

材料:

金银花6克,甘草、连翘各少许。

功效

疏风清热、解毒凉血、消炎止痛,缓解疱疹疼痛。

做法:

❶ 沙锅中注入适量清水烧热,倒入备好的金银花、甘草、连翘。

❷ 盖上盖,大火烧开后转用小火煮约15分钟,至其析出有效成分。

❸ 揭盖,搅拌均匀。关火后盛出药茶,滤入茶杯中即可。

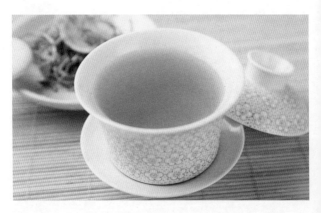

大黄绿茶

材料:

大黄6克，绿茶叶4克，
蜂蜜少许。

功效

清热利湿、凉血止痛，能
加快疱疹的消除。

做法:

❶ 沙锅中注入适量清水
烧开，放入洗净的大黄、
绿茶叶。

❷ 盖上盖，大火煮沸后
转用小火煮约10分钟。

❸ 揭盖，搅拌一小会
儿，关火后滤取茶汁，装
入杯中，加入少许蜂蜜拌
匀，趁热饮用即可。

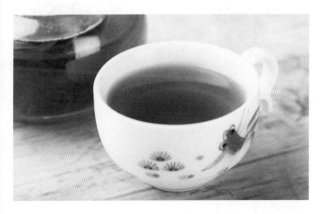

简易按摩疗法

【按摩选穴】合谷、翳风、风池、风府。

【穴位定位】

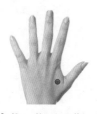

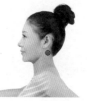

1 合谷：位于手背，第1、第2掌骨之间，约当第2掌骨之中点处。

2 翳风：位于耳垂后，当乳突与下颌骨之间凹陷处。

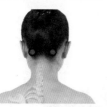

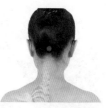

3 风池：位于项部枕骨之下，与风府相平。

4 风府：位于项部，后发际正中直上1寸。

【操作要领】用指尖掐按合谷，指腹按揉翳风、风池、风府，每穴操作5分钟，每日1～2次。

传统艾灸不可少

【艾灸取穴】合谷、阿是穴、膈俞、带脉。

【艾灸配穴】低热加灸大椎；干渴加灸涌泉。

【艾灸方法】

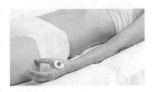

1 合谷： 用艾炷隔蒜灸法灸治两侧合谷穴各10～15分钟，以疼痛感减轻为佳。

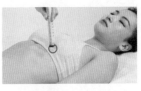

2 阿是穴： 将艾条悬于局部疼痛处的阿是穴上灸治10～15分钟。

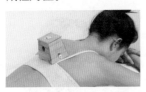

3 膈俞： 将内燃艾条的艾灸盒置于两侧膈俞穴上灸治10～15分钟。

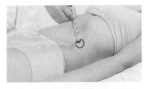

4 带脉： 用燃着的艾条灸治两侧带脉穴各10～15分钟，以痛感减轻为宜。

膝关节痛
扶正祛邪，强健骨骼

膝关节痛，常因膝关节炎引起。膝关节炎是最常见的关节炎，以骨关节炎最常见，是软骨退行性病变和关节边缘骨赘的慢性进行性退化性疾病。以软骨磨损为其主要发病因素，好发于体重偏重者和中老年人。膝关节痛除了因膝关节损伤造成的之外，还可以是由腰椎及骨盆移位所致。膝关节久痛者，容易影响走路姿势，进而影响脊柱健康，加重腰椎负担，诱发腰椎病变。

典型症状

膝关节炎在发病的前期，没有明显的症状。继之，其主要症状为膝关节深部疼痛、压痛，关节僵硬、麻木、伸屈不利，无法正常活动，关节发炎、充血、水肿等。

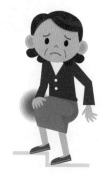

对症食疗 〉**地黄牛膝黑豆粥**

材料:

粳米100克,黑豆60克,牛膝12克,生地黄、熟地黄各15克。

功效

补肾强膝、强腰壮骨,能预防膝关节痛。

做法:

❶ 准备一干净药袋,装入牛膝、生地黄、熟地黄。扎紧袋口,待用。

❷ 锅中加适量清水浸没药袋,用大火煮开后转中火续煮15分钟,然后捡出药袋。

❸ 放入泡好的粳米、黑豆。大火煮开后转小火续煮30分钟至熟。

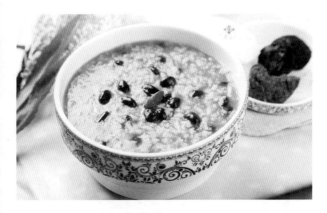

对症食疗 山药田七炖鸡汤

材料：

鸡肉块300克，胡萝卜120克，山药90克，田七、姜片、盐、鸡精、料酒各适量。

功效

能提升免疫力、活血止痛，防治膝关节痛。

做法：

❶ 山药、胡萝卜去皮切块。用沸水加料酒余煮鸡肉块，捞出沥干。

❷ 锅中加水、田七、姜片、鸡肉块、胡萝卜、山药、少许料酒。盖上盖，大火烧开后转用小火煮约40分钟。

❸ 揭盖，加盐、鸡精调味即可。

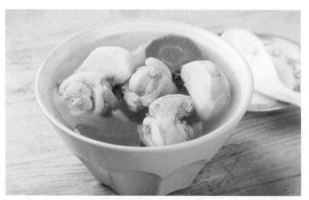

^{对症}
^{茶疗} **车前子丹参冬瓜皮茶**

材料:

黄芪、冬瓜皮、车前子、丹参各10克。

功效

益气利湿、消炎活血,改善膝关节红肿热痛。

做法:

❶ 沙锅中注入适量清水烧开,放入备好的黄芪、冬瓜皮、车前子、丹参,搅拌均匀。

❷ 盖上盖,用小火煮20分钟。

❸ 揭开盖,将药材及杂质捞净。将煮好的药茶盛出,装入杯中即可。

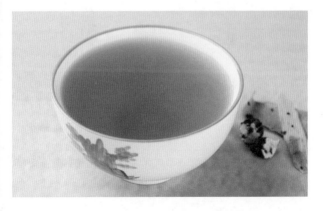

简易按摩疗法

【按摩选穴】犊鼻、委中、承山、足三里。
【穴位定位】

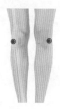

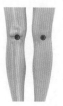

1 犊鼻： 位于膝部，髌骨与髌韧带外侧的凹陷中。

2 委中： 位于腘横纹中点，在股二头肌肌腱与半腱肌肌腱的中间。

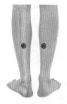

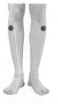

3 承山： 位于小腿后面正中，委中与昆仑之间。

4 足三里： 位于小腿前外侧，当犊鼻下3寸。

【操作要领】用指腹或掌根按揉，用力可稍重，以膝关节温热舒适为宜，每穴操作5分钟，每日1~2次。

传统艾灸不可少

【艾灸取穴】鹤顶、足三里、委中、血海。

【艾灸配穴】腿冷加灸神阙；痛剧加灸阿是穴。

【艾灸方法】

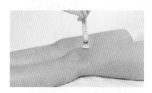

1 鹤顶：用艾条隔姜灸法灸治两侧鹤顶穴各10～15分钟。

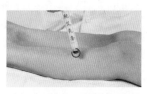

2 足三里：用艾条回旋灸法灸治两侧足三里穴各10～15分钟。

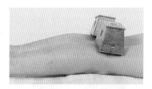

3 委中：用内燃艾条的艾灸盒温和灸治两侧委中穴各10～15分钟，以膝盖温热舒适为宜。

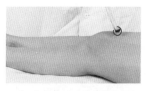

4 血海：用艾条温和灸法灸治两侧血海穴各10～15分钟，以热感下传膝盖为佳。

▶小腿抽筋
补钙壮骨，暖肢通络

腿抽筋又称肌肉痉挛，是肌肉自发性的强直性收缩现象。小腿肌肉痉挛最为常见，是由于腓肠肌痉挛所引起，发作时会有酸胀或剧烈的疼痛。外界环境的寒冷刺激、出汗过多、疲劳过度、睡眠不足、缺钙、睡眠姿势不好都会引起小腿肌肉痉挛。预防腿脚抽筋要注意保暖，调整好睡眠姿势，经常锻炼，适当补钙。

典型症状

    小腿抽筋，发作时疼痛难忍，尤其是半夜抽筋时往往把人痛醒，长时间不能止痛，且影响睡眠。

    可见腿部一组或几组肌肉突然、剧烈、不自主地收缩。抽筋虽然仅持续几分钟，但是发作过后肌肉的不适感或触痛可以持续几个小时。

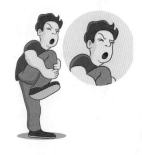

对症食疗 ╳ 桂圆桑葚奶

材料：
桂圆肉80克，桑葚30克，牛奶120毫升。

功效
补肾壮骨、补钙强肌，能防治腿抽筋。

做法：
❶ 沙锅中注入少许清水烧开。
❷ 倒入桂圆肉、桑葚，加入牛奶，拌匀。用中火煮沸。
❸ 关火后盛出煮好的汤料即可。

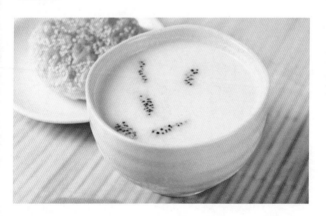

对症 食疗 | 萝卜排骨浓汤

材料：

白萝卜100克，排骨块300克，葱花3克，姜片5克，盐2克。

功效

排骨煲成浓汤，钙质易被人体吸收，防治腿抽筋。

做法：

❶ 白萝卜去皮、洗净、切块。用沸水氽煮排骨块，捞出沥干。

❷ 在电饭锅中倒入排骨块、白萝卜、姜片、适量水。盖上盖，煮1个小时至食材熟透。

❸ 揭盖，加盐、葱花调味即可。

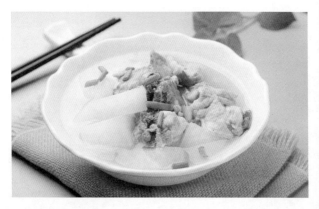

对症食疗 | 虾米干贝蒸蛋羹

材料：

鸡蛋120克，水发干贝40克，虾米90克，葱花、盐、生抽、芝麻油各少许。

功效

补钙壮骨、益气暖身，防治缺钙引起的腿抽筋。

做法：

❶ 取一个碗，打入鸡蛋，加少许盐、温水，搅匀成蛋液。

❷ 将蛋液放入沸腾的蒸锅中蒸5分钟，再在其上撒上虾米、干贝。盖上盖，续蒸3分钟至入味。

❸ 取出后撒上少许生抽、芝麻油、葱花即可。

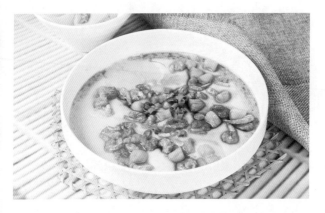

简易按摩疗法

【按摩选穴】阳陵泉、足三里、委中、承山。

【穴位定位】

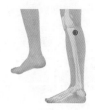

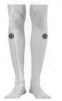

1 **阳陵泉：**位于小腿外侧，当腓骨小头前下方凹陷处。

2 **足三里：**位于小腿前外侧，当犊鼻下3寸，距胫骨前缘一横指。

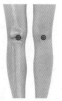

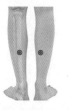

3 **委中：**位于腘横纹中点，肌腱的中间。

4 **承山：**位于小腿后面正中，委中与昆仑之间。

【操作要领】用指腹按揉或捏揉，以腿部肌肉放松、少抽痛为宜，每穴操作5分钟，每日1~2次。

传统艾灸不可少

【艾灸取穴】承山、委中、阳陵泉、三阴交。

【艾灸配穴】疲乏加灸神阙；酸痛加灸丰隆。

【艾灸方法】

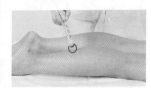

1 承山： 用艾条温和灸法灸治两侧承山穴各10～15分钟。

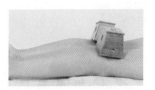

2 委中： 用内燃艾条的艾灸盒温和灸治两侧委中穴各10～15分钟。

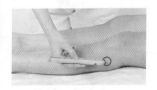

3 阳陵泉： 将艾条悬于两侧阳陵泉穴上，各灸治10～15分钟，以腿部温热舒适为宜。

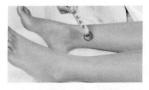

4 三阴交： 将艾条悬于两侧三阴交穴上，各灸治10～15分钟。

脚踝疼痛

活血化瘀，通络止痛

脚踝疼痛，最常见的是由于不适当的运动超出了脚踝的承受力，造成脚踝软组织损伤，使其出现了一定的疼痛症状。严重者可造成脚踝滑膜炎、创伤性关节炎等疾病。早期疼痛可以用毛巾包裹冰块敷在踝部进行冰敷。脚踝疼痛是常见的腿部疼痛之一，疼痛可放射至小腿、大腿。

典型症状

常因外力压迫或扭伤所致，表现为踝关节疼痛、肿胀，肤色改变（发红、青紫），活动不利（无法转动、无法行走、无法屈伸），活动后疼痛加剧。也可见于原发性关节炎，表现为肿胀疼痛，肤色多未改变，活动受限，活动后疼痛或可减轻。

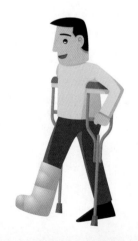

对症茶疗 | 丹参红花陈皮饮

材料：

陈皮2克，红花、丹参各5克。

功效

活血通络、化瘀止痛，能缓解局部肿痛。

做法：

❶ 沙锅中注入适量清水，倒入红花、丹参，放入陈皮，拌匀。

❷ 盖上盖，用大火煮开后转小火煮10分钟，至药材析出有效成分。

❸ 揭盖，关火后盛出煮好的药茶，装入杯中。

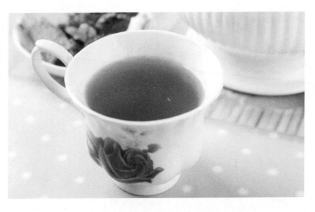

简易按摩疗法

【按摩选穴】阳陵泉、悬钟、解溪、昆仑。

【穴位定位】

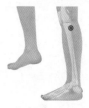

1 **阳陵泉：** 位于小腿外侧，当腓骨小头前下方凹陷处。

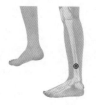

2 **悬钟：** 位于小腿外侧，外踝尖上3寸，腓骨前缘。

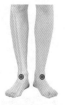

3 **解溪：** 位于足背与小腿交界横纹中央。

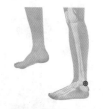

4 **昆仑：** 位于足外踝尖与跟腱之间的凹陷。

【操作要领】用指腹按揉至局部温热舒适，以脚踝疼痛减轻为宜，每穴操作5分钟，每日1～2次。

传统艾灸不可少

【艾灸取穴】足三里、太溪、三阴交、阿是穴。

【艾灸配穴】体虚加灸神阙；痛剧加灸涌泉。

【艾灸方法】

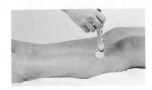

1 足三里： 用艾条隔姜灸法灸治患侧足三里穴10~15分钟。

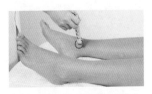

2 太溪： 用艾条回旋灸法灸治患侧太溪穴10~15分钟。

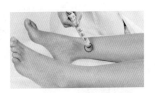

3 三阴交： 用艾条温和灸法灸治患侧三阴交穴10~15分钟，以踝关节温热舒适为宜。

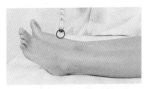

4 阿是穴： 用艾条回旋灸法灸治局部疼痛处的阿是穴10~15分钟。

空调病

驱寒通络，健体疗疾

空调病又称"空调综合征"，指长时间在空调环境下工作学习的人，因空气不流通，致病微生物容易滋生，且室内外温差较大，机体适应不良，表现为类似感冒的症状。在体表裸露部位，特别是活动较少的下肢关节和颈肩腰腿处，很容易出现酸痛，腰背、下肢受凉也容易引起肌肉僵硬疼痛。

典型症状

空调病，一般表现为畏冷不适、疲乏无力、四肢肌肉关节酸痛、腰痛、鼻塞、头痛、头昏、打喷嚏、耳鸣、记忆力减退。严重者还可引起口眼㖞斜。

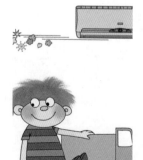

细辛排骨汤

材料：

细辛3克，苍耳子、辛夷、姜片各10克，排骨400克，盐、料酒各少许。

功效

宣肺通窍、散寒通络，防治空调病的感冒、酸痛症状。

做法：

❶ 先用沸水氽煮排骨，捞出沥干。

❷ 锅中加适量清水烧开。倒入细辛、苍耳子、辛夷、姜片、排骨，淋入适量料酒。盖上盖，大火烧开后转用小火炖1小时，至排骨熟烂。

❸ 揭盖，加入少许盐，搅拌均匀，略煮即可。

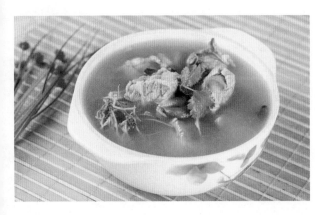

传统艾灸不可少

【艾灸取穴】膝眼、足三里、血海、肺俞。

【艾灸配穴】疼痛加灸阿是穴；感冒加灸大椎。

【艾灸方法】

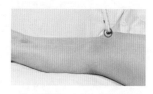

1 膝眼：用艾条回旋灸法绕膝灸治两侧内外膝眼各10～15分钟。

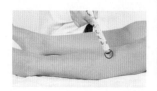

2 足三里：将艾条悬于两侧足三里穴上，各灸治10～15分钟。

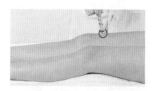

3 血海：将艾条悬于两侧血海穴上，各灸治10～15分钟，以腿部温热舒适为宜。

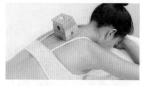

4 肺俞：用内燃艾条的艾灸盒温和灸治两侧肺俞穴10分钟，以背部温热舒适，热感上传头颈为佳。

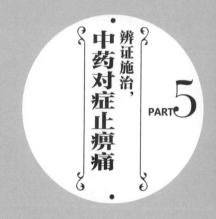

辨证施治，中药对症止痹痛

PART 5

生活中免不了磕磕碰碰，
常出现青紫肿痛，甚至骨折；
白领、教师、泥瓦工以及一些专职人员，
长期固定一个姿势，使局部酸胀疼痛；
血管不通、神经受损、缺钙、缺血等，
都容易引起颈肩腰腿痛。
本章介绍多种常用有效的中成药，
希望能缓解你颈肩腰腿的苦痛。

辨证
药疗 ┃ **颈复康颗粒**

【**药物组成**】羌活、川芎、葛根、秦艽、威灵仙、苍术、丹参、白芍、地龙（酒炙）、红花、黄芪、党参、石决明、王不留行（炒）、桃仁、没药（制）。

【**用法用量**】开水冲服，一次1～2袋，一日2次，饭后服用。

【**功效主治**】活血通络、散风止痛。用于风湿瘀阻所致的颈椎病，症见头晕、颈项僵硬。

辨证
药疗 ┃ **颈舒颗粒**

【**药物组成**】三七、当归、川芎、红花、天麻、肉桂、人工牛黄。

【**用法用量**】开水冲服，一次6克（1袋），一日3次，一个疗程为4周。

【**功效主治**】活血化瘀、温经通窍止痛。适用于神经根型颈椎病瘀血阻络证，症见颈肩部僵硬、疼痛，患侧上肢窜痛等。

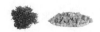

辨证药疗 ⊱ 根痛平颗粒

【药物组成】白芍、葛根、桃仁（燀）、红花、乳香（醋炙）、没药（醋炙）、续断、狗脊（烫）、伸筋草、牛膝、地黄、甘草。

【用法用量】开水冲服，一次12克（1袋），一日2次。饭后服用，或遵医嘱。

【功效主治】活血、通络、止痛。用于风寒阻络所致颈、腰椎病，症见肩颈疼痛、活动受限、上肢麻木。

辨证药疗 ⊱ 颈痛灵药酒

【药物组成】土鳖虫、草乌、马钱子、大黄、两面针、黄柏、降香、虎杖、冰片、薄荷油、樟脑、薄荷脑等14味。

【用法用量】口服，一次10～15毫升，一日2次。

【功效主治】活血止痛、散瘀消肿、祛风渗湿。用于各种颈椎病引起的疼痛，急、慢性扭挫伤，慢性腰腿痛，风湿关节痛。

辨证药疗 › 颈康胶囊

【药物组成】熟地黄、何首乌、杜仲、鹿衔草、骨碎补（烫）、钩藤、葛根、三七、莱菔子（炒）。

【用法用量】口服，一次4粒，一日2次。或遵医嘱。

【功效主治】补肾、活血、止痛。可用于肾虚血瘀所致的颈椎病，症见颈项胀痛麻木、活动不利，头晕耳鸣等。

辨证药疗 › 芪䗪丸

【药物组成】黄芪、川芎、人工麝香、青风藤、防己、人工牛黄。

【用法用量】口服，一次25丸，一日2次。一个疗程为4周。

【功效主治】益气化瘀、祛风通络、舒筋止痛。用于缓解轻、中度神经根型颈椎病，气虚血瘀证出现的颈项部疼痛或不适，上肢放射痛或麻木，神疲乏力等。

辨证
药疗 **龙骨颈椎胶囊**

【**药物组成**】地龙、红花、马钱子、乳香、没药等。

【**用法用量**】口服，一次5粒，一日3次。饭后服用。

【**功效主治**】舒筋通络、活血祛瘀、消肿止痛。主治颈椎病，对肩周炎、坐骨神经痛、慢性关节炎、肥大性脊椎炎等也有较好的疗效。

辨证
药疗 **颈痛灸**

【**药物组成**】颈痛灸由自动发热体和热熔药膏组成，其主要成分有：制川乌、制马钱子、制乳香、葛根、细香等。

【**用法用量**】外用，穴位敷贴。

【**功效主治**】适用于颈椎病所致的颈、肩、背疼痛，上肢麻木，恶心、呕吐、失眠等症。

辨证
药疗 · **壮骨伸筋胶囊**

【**药物组成**】淫羊藿、熟地黄、鹿衔草、骨碎补（炙）、肉苁蓉、鸡血藤、红参、狗骨、茯苓、威灵仙、豨莶草、葛根、延胡索（醋制）、山楂、洋金花。

【**用法用量**】口服，一次6粒，一日3次。

【**功效主治**】补益肝肾、强筋壮骨、活络止痛。用于肝肾两虚、寒湿阻络所致的神经根型颈椎病，症见疼痛、麻木、患处活动受限，伴腰腿酸痛。

辨证
药疗 · **丹葛颈舒胶囊**

【**药物组成**】黄芪、党参、当归、丹参、赤芍、桃仁、红花、川芎、地龙、葛根、细辛、甘草。

【**用法用量**】口服，一次3粒，一日3次。

【**功效主治**】益气活血、舒筋通络。用于瘀血阻络型颈椎病引起的眩晕、头昏、颈肌僵硬、肢体麻木等。

辨证
药疗 ╞ **颈痛颗粒**

【药物组成】三七、川芎、延胡索、羌活、白芍、威灵仙、葛根。辅料为倍他环糊精、糊精。

【用法用量】开水冲服，一次1袋，一日3次，饭后服用。两周为1个疗程。

【功效主治】活血化瘀、行气止痛。用于神经根型颈椎病属血瘀气滞、脉络闭阻症，症见颈、肩及上肢疼痛，发僵或窜麻、窜痛。

辨证
药疗 ╞ **正天丸**

【药物组成】白芍、白芷、川芎、当归、地黄、独活、防风、附片、钩藤、红花、鸡血藤、麻黄、羌活、桃仁、细辛。

【用法用量】饭后服用，一次6克，一日2~3次。

【功效主治】疏风活血、养血平肝、通络止痛。用于外感风邪、瘀血阻络、血虚失养、肝阳上亢引起的偏头痛，紧张性头痛，神经性头痛，颈椎病型头痛。

辨证
药疗 ├ **万通筋骨片**

【药物组成】川乌（制）、草乌（制）、马钱子（制）、麻黄、桂枝、红参、乌梢蛇、牛膝、鹿茸、续断、细辛、刺五加等25味中药组成。

【用法用量】口服，一次2片，一日2～3次。

【功效主治】祛风散寒、通络止痛。用于痹症，肩周炎，颈椎病，腰腿痛，肌肉关节疼痛，屈伸不利，以及风湿性关节炎、类风湿关节炎见以上证候者。

辨证
药疗 ├ **镇痛活络酊**

【药物组成】草乌、川乌、半夏、天南星、樟脑、大黄、栀子、羌活、独活、苏木、蒲黄、红花等17味。

【用法用量】外用，一次按喷3～5下，一日2～3次。一般喷后要按压局部痛处3～15分钟。

【功效主治】舒筋活络、祛风定痛。用于急慢性软组织损伤，关节炎，肩周炎，颈椎病，骨质增生，坐骨神经痛及劳累损伤等筋骨酸痛症。

辨证药疗 ▷ 归元筋骨宁湿敷剂

【药物组成】当归、延胡索（醋制）、赤芍、豨莶草、伸筋草、千年健、威灵仙、乳香（制）。

【用法用量】外用，两日贴敷一次，一般留10～14小时。

【功效主治】活血通络、祛风止痛。用于颈椎病，肩周炎，网球肘，腰椎间盘突出症及腰肌劳损等引起的腰痛。

辨证药疗 ▷ 舒筋止痛酊

【药物组成】草乌、地枫皮、透骨草、红花、乳香、骨碎补、急性子、花椒、独活。

【用法用量】外用，喷涂患处，一日3次。

【功效主治】舒筋、活血、止痛。用于风寒湿邪引起的四肢关节及周身疼痛。

辨证药疗 ▷ **消痛贴膏**

【**药物组成**】独一味、棘豆、姜黄、花椒、水牛角（炙）、水柏枝等。

【**用法用量**】外用，将小袋内稀释剂均匀涂在药垫表面，润湿后直接敷于患处或穴位。每贴敷24小时。

【**功效主治**】活血化瘀、消肿止痛。用于急、慢性扭挫伤，跌打瘀痛，骨质增生，风湿及类风湿疼痛，落枕，肩周炎，腰肌劳损和陈旧性伤痛等。

辨证药疗 ▷ **骨痛灵酊**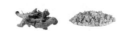

【**药物组成**】雪上一枝蒿、干姜、龙血竭、乳香、没药、冰片。

【**用法用量**】外用，一次10毫升，一日1次。将药液浸于敷带上贴敷患处30~60分钟，20日为1个疗程。

【**功效主治**】温经散寒、祛风活血、通络止痛。适用于腰椎、颈椎骨质增生，骨性关节病，肩周炎，风湿性关节炎。

辨证药疗 ⊱ **云南白药酊**

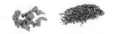

【**药物组成**】三七、重楼等。

【**用法用量**】口服，常用量一次3～5毫升，一日3次，极量一次10毫升。外用，取适量擦揉患处，每次3分钟，一日3～5次。

【**功效主治**】活血散瘀、消肿止痛。用于跌打损伤，风湿麻木，筋骨及关节疼痛，肌肉酸痛及冻伤。

辨证药疗 ⊱ **舒筋活血片**

【**药物组成**】红花、狗脊（制）、槲寄生、泽兰叶、鸡血藤、络石藤、伸筋草、香附（制）、香加皮、自然铜（煅）。

【**用法用量**】口服，一次5片，一日3次。

【**功效主治**】舒筋活络、活血散瘀。用于筋骨疼痛，肢体拘挛，腰背酸痛，跌打损伤。

辨证
药疗 ┝ **腰痹通胶囊**

【药物组成】三七、川芎、延胡索、白芍、牛膝、狗脊、熟大黄、独活。

【用法用量】饭后口服，一次3粒，一日3次。

【功效主治】活血化瘀、祛风除湿、行气止痛。用于血瘀气滞、脉络闭阻所致腰痛，症见腰腿疼痛，痛有定处，痛处拒按，轻者俯仰不便，重者剧痛不能转侧；腰椎间盘突出症见上述证候者。

辨证
药疗 ┝ **腰痛宁胶囊**

【药物组成】马钱子粉（调制）、土鳖虫、川牛膝、甘草、麻黄、乳香、没药、全蝎、僵蚕、苍术。

【用法用量】用黄酒兑少量温开水送服，一次4~6粒，一日1次。睡前半小时服用或遵医嘱。

【功效主治】消肿止痛、疏散寒邪、温经通络。用于腰椎间盘突出症，腰椎增生症，坐骨神经痛，腰肌劳损，腰肌纤维炎，慢性风湿性关节炎。

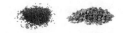

辨证药疗 ᐅ 腰痛片

【药物组成】 杜仲叶（盐炒）、补骨脂、续断、当归、白术、牛膝、肉桂、乳香、狗脊（制）、赤芍、泽泻、土鳖虫（酒炒）。

【用法用量】 盐开水送服，一次4片，一日3次。

【功效主治】 强腰补肾、活血止痛。用于肾阳不足、瘀血阻络所致的腰痛及腰肌劳损。

辨证药疗 ᐅ 复方补骨脂颗粒

【药物组成】 补骨脂、锁阳、续断、狗脊、赤芍、黄精。

【用法用量】 开水冲服。一次1袋，一日2次。12周为1个疗程。

【功效主治】 温补肝肾、强壮筋骨。用于肾阳虚亏，腰膝酸痛，腰肌劳损及腰椎退行性病变等病症。

辨证药疗 ▶ 腰息痛胶囊

【**药物组成**】白芷、草乌（制）、独活、续断、牛膝、三七、防风、威灵仙、秦艽、川加皮、防己、海风藤、杜仲、土萆薢、何首乌、桑寄生、当归、骨碎补、红花、千年健、赤芍、桂枝、扑热息痛。

【**用法用量**】口服。一次2粒，一日3次，饭后服。

【**功效主治**】祛风通络、祛瘀止痛。用于风湿性关节炎，腰椎炎，颈椎炎，坐骨神经痛，腰肌劳损。

辨证药疗 ▶ 复方蚂蚁胶囊

【**药物组成**】蚂蚁（拟黑多刺耳）、地龙、牡蛎、参、生姜、甘草等。

【**用法用量**】饭后口服，一次2粒，一日3次。

【**功效主治**】补肾益精、温脾通络。用于中老年人肾虚或脾虚引起的腰背酸痛，头晕耳鸣，体倦乏力，神疲纳少。

辨证药疗｜舒筋健腰丸

【**药物组成**】狗脊、金樱子、鸡血藤、牛大力、桑寄生（蒸）、女贞子（蒸）、菟丝子（盐制）、延胡索（制）、两面针、乳香（制）、没药（制）。辅料为：炼蜜、四氧化铁。

【**用法用量**】口服，一次5克，一日3次。

【**功效主治**】补益肝肾、强健筋骨、祛风除湿、活络止痛。用于腰膝酸痛。

辨证药疗｜丹鹿通督片

【**药物组成**】丹参、鹿角胶、黄芪、延胡索、杜仲。

【**用法用量**】口服。一次4片，一日3次。1个月为1个疗程，或遵医嘱。

【**功效主治**】活血通阳、益肾通络。用于腰椎管狭窄症（如黄韧带增厚、椎体退行性改变、陈旧性椎间盘突出）属瘀阻督脉型所致的间歇性跛行，腰腿疼痛，活动受限，下肢酸胀疼痛，舌质暗或有瘀斑等。

辨证
药疗 **伤痛宁胶囊**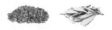

【药物组成】延胡索（醋制）、白芷、乳香（制）、没药（制）、山柰、细辛、香附（制）、甘松。

【用法用量】口服，一次5粒，一日2次。

【功效主治】散瘀止痛。用于跌打损伤，闪腰挫气，急、慢性腰肌劳损。

辨证
药疗 **伤痛宁膏**

【药物组成】黄柏、红花、延胡索、儿茶、白芷、樟脑、水杨酸甲酯、冰片、薄荷脑。辅料为橡胶、松香、氧化锌、凡士林、羊毛脂、液体石蜡。

【用法用量】外用，贴于患处。

【功效主治】活血散瘀、消肿止痛。用于关节扭伤，肌肉拉伤，韧带拉伤等急性软组织损伤。

辨证药疗 ┤ **龙血竭含片**

【药物组成】龙血竭。

【用法用量】口含或口服。一次1~2粒，一日3~4次。或遵医嘱。

【功效主治】活血散瘀、定痛止血、敛疮生肌。用于跌打损伤，瘀血作痛；复发性口腔溃疡，慢性咽炎，慢性结肠炎所致的腹痛、腹泻等症。

辨证药疗 ┤ **独一味胶囊**

【药物组成】独一味。

【用法用量】口服，一次3粒，一日3次，7日为1个疗程。或必要时服。

【功效主治】活血止痛、化瘀止血。用于多种外科手术后的刀口疼痛、出血，外伤骨折，筋骨扭伤，风湿痹痛以及崩漏，痛经，牙龈肿痛，出血等。

辨证药疗 ├ **仙灵骨葆胶囊**

【**药物组成**】淫羊藿、续断、补骨脂、地黄、丹参、知母。

【**用法用量**】口服，一次3粒，一日2次。4～6周为1个疗程。或遵医嘱。

【**功效主治**】滋补肝肾、活血通络、强筋壮骨。用于肝肾不足、瘀血阻络所致骨质疏松症，症见腰脊疼痛，足膝酸软、乏力。

辨证药疗 ├ **耆鹿逐痹胶囊**

【**药物组成**】人参、黄芪、鹿角、川芎、秦艽、麦冬、地黄、泽泻等12味。

【**用法用量**】口服，一次3粒，一日2次。

【**功效主治**】益气养阴、补肾健骨、活血祛风。主治久痹之气阴两虚、肝肾不足，症见关节肿痛，屈伸不利，气短乏力，腰膝酸软，潮热出汗以及类风湿关节炎见上述症状者。

辨证
药疗 **骨疏康胶囊**

【**药物组成**】淫羊藿、熟地黄、骨碎补、黄芪、丹参、木耳、黄瓜子。

【**用法用量**】口服，一次4粒，一日2次。1个疗程为6个月。

【**功效主治**】补肾益气、活血壮骨。主治肾虚兼气血不足所致的原发性骨质疏松症，症见腰背疼痛，腰膝酸软，下肢痿弱，步履艰难，神疲，目眩，舌质偏红。

辨证
药疗 **藤黄健骨胶囊**

【**药物组成**】熟地黄、鹿衔草、骨碎补（烫）、肉苁蓉、淫羊藿、鸡血藤、莱菔子（炒）。

【**用法用量**】口服，一次4~6粒，一日2次。

【**功效主治**】补肾、活血、止痛。用于肥大性脊椎炎，颈椎病，跟骨骨刺，增生性关节炎，大骨节病。

辨证药疗 ｝ 麝香壮骨膏

【药物组成】 药材浸膏（八角茴香、山柰、生川乌、生草乌、麻黄、白芷、苍术、当归、干姜）、人工麝香、薄荷脑、水杨酸甲醋、硫酸软骨素、冰片、盐酸苯海拉明、樟脑。辅料：橡胶、松香等。

【用法用量】 外用，贴患处。

【功效主治】 镇痛、消炎。用于风湿痛，关节痛，腰痛，神经痛，肌肉酸痛，扭伤，挫伤。

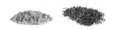

辨证药疗 ｝ 伤湿止痛膏

【药物组成】 伤湿止痛流浸膏（生草乌、生川乌、乳香、没药、生马钱子、丁香、肉桂、荆芥、防风、老鹳草、香加皮、积雪草、骨碎补、白芷、山柰、干姜）、水杨酸甲酯、薄荷脑、冰片、樟脑等。

【用法用量】 外用，贴于患处。

【功效主治】 祛风湿、活血止痛。用于风湿性关节炎，肌肉疼痛，关节肿痛。

辨证药疗 **大风丸**

【**药物组成**】独活、当归（酒炙）、白芍、苍术（米泔水炙）、牛膝、木瓜、杜仲（炒炭）、木耳（酒炙）、桔梗。辅料为米醋。

【**用法用量**】用黄酒或温开水送服，一次9克，一日2次。或遵医嘱。

【**功效主治**】舒筋活血、补虚祛风。用于腰腿疼痛，四肢麻木，半身不遂，筋骨酸重。

辨证药疗 **天麻片**

【**药物组成**】天麻、羌活、独活、杜仲、牛膝、粉萆解、附子、当归、地黄、玄参。

【**用法用量**】口服，一次6片，一日2~3次。

【**功效主治**】祛风除湿、舒筋活络、活血止痛。用于肢体拘挛，手足麻木，腰腿酸痛。

辨证
药疗 } **活血止痛胶囊**

【**药物组成**】当归、三七、乳香（制）、冰片、土鳖虫、自然铜（煅）。

【**用法用量**】用温黄酒或温开水送服，一次6粒，一日2次。

【**功效主治**】活血散瘀、消肿止痛。用于跌打损伤，瘀血肿痛。

辨证
药疗 } **复方南星止痛膏**

【**药物组成**】生天南星、生川乌、丁香、肉桂、白芷、细辛、川芎、徐长卿、乳香（制）、没药（制）、樟脑、冰片。

【**用法用量**】外贴。选疼痛剧烈部位，最多贴3个部位，贴24小时，隔日1次，共贴3次。

【**功效主治**】散寒除湿、活血止痛。用于寒湿瘀阻所致的关节疼痛、肿胀、活动不利，遇寒加重。

辨证药疗 ⎱ **克痹骨泰胶囊**

【药物组成】石见穿、白花蛇舌草、延胡索、没药（制）、血竭、土鳖虫、巴戟天。

【用法用量】口服，一次4粒，一日2次。

【功效主治】祛风除湿、通络止痛。用于风湿性关节炎，类风湿关节炎，骨质增生，颈椎病，肩周炎，坐骨神经痛，腰肌劳损，强直性脊柱炎，骨关节炎，老年性关节炎，老寒腿，腰腿疼痛综合征等各类风湿骨病。

辨证药疗 ⎱ **骨筋丸胶囊**

【药物组成】乳香、没药、白芍、延胡索（醋制）、三七、木香、红花、郁金、独活、牛膝、秦艽、桂枝、血竭、马钱子（制）。

【用法用量】口服，一次3~4粒，一日3次。

【功效主治】活血化瘀、舒筋通络、祛风止痛。用于肥大性脊椎炎，颈椎病，跟骨病，增生性关节炎，大骨节病等。

辨证
药疗 ▸ **三七伤药片**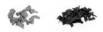

【药物组成】三七、草乌（蒸）、雪上一枝蒿、骨碎补、红花、接骨木、赤芍、冰片。

【用法用量】口服，一次3片，一日3次。

【功效主治】舒筋活血、散瘀止痛。用于跌打损伤，风湿瘀阻，关节痹痛，急、慢性扭挫伤，神经痛等。

辨证
药疗 ▸ **跌打丸**

【药物组成】三七、当归、白芍、赤芍、桃仁、红花、血竭、北刘寄奴、骨碎补（烫）、续断、苏木、牡丹皮等24味。

【用法用量】口服，一次1丸，一日2次。

【功效主治】活血散瘀、消肿止痛。用于跌打损伤，瘀血肿痛，闪腰岔气。

辨证
药疗 ┤ **抗骨质增生丸**

【药物组成】熟地黄、鸡血藤、淫羊藿、骨碎补、狗脊（盐制）、女贞子（盐制）、肉苁蓉（蒸）、牛膝、莱菔子（炒）。

【用法用量】口服，一次3克，一日3次。

【功效主治】补腰肾、强筋骨、活血、理气止痛。用于增生性脊椎炎（肥大性胸椎、腰椎炎），颈椎综合征，骨刺等骨质增生症。

辨证
药疗 ┤ **骨刺丸**

【药物组成】制川乌、制草乌、制天南星、秦艽、白芷、当归、甘草、薏苡仁（炒）、穿山龙、绵萆薢、红花、徐长卿。辅料为蜂蜜。

【用法用量】口服，水蜜丸一次6克，一日2～3次。

【功效主治】祛风止痛。用于骨质增生，风湿性关节炎，风湿痛。

辨证
药疗 ┊ **骨刺宁片**

【**药物组成**】三七、土鳖虫。

【**用法用量**】口服，一次4片，一日3次，饭后服。

【**功效主治**】活血化瘀、通络止痛。用于颈椎病，腰椎骨质增生症的瘀阻脉络证，具有缓解疼痛，改善活动功能的作用。

辨证
药疗 ┊ **伸筋丹胶囊**

【**药物组成**】地龙、制马钱子、红花、乳香（醋炒）、防己、没药（醋炒）、香加皮、骨碎补（烫）。

【**用法用量**】口服，一次5粒，一日3次，饭后服用或遵医嘱。

【**功效主治**】舒筋通络、活血祛瘀、消肿止痛。用于血瘀阻络引起的骨折后遗症，颈椎病，肥大性脊椎炎，慢性关节炎，坐骨神经痛，肩周炎。

辨证
药疗 ┤ **蟾酥镇痛膏**

【**药物组成**】蟾酥、生马钱子、生天南星、生川乌、雄黄、白芷、姜黄、半边莲、樟脑、冰片、薄荷脑等。

【**用法用量**】贴患处。贴敷12小时后揭去，间隔12小时后重复使用。或遵医嘱。

【**功效主治**】消肿散结、消肿止痛。适用于各种肿块的止痛消散，也用于肌肉劳损、骨刺、关节炎等引起的疼痛。

辨证
药疗 ┤ **百宝丹搽剂**

【**药物组成**】三七、滇草乌、金铁锁、重楼、乳酸乙酯、月桂氮卓酮、薄荷脑、十二烷基硫酸钠。

【**用法用量**】外用，一日4次，7日为1个疗程。涂于患处，涂后隔一层塑料薄膜用热毛巾敷上，热敷5分钟为宜，不热敷时可连续涂擦5分钟。

【**功效主治**】散瘀消肿、活血止痛。用于关节炎及软组织损伤引起的局部疼痛。

辨证药疗 ╞ **恒古骨伤愈合剂**

【药物组成】三七、黄芪、人参、红花、杜仲、陈皮等。

【用法用量】口服，成人一次25毫升，6~12岁儿童一次12毫升，每两日服用1次。饭后1小时服用。

【功效主治】活血益气、补肝肾、接骨续筋、消肿止痛、促进骨折愈合。用于新鲜骨折及陈旧骨折，股骨头坏死，骨关节病，腰椎间盘突出症等。

辨证药疗 ╞ **颈腰康胶囊**

【药物组成】制马钱子、地龙、红花、乳香（醋炒）、没药（醋炒）、牛膝、骨碎补（砂烫）、香加皮、伸筋草、防己。

【用法用量】饭后口服，一次3粒，一日3次。

【功效主治】舒筋活络、活血祛瘀、消肿止痛。用于骨折瘀血肿胀疼痛，骨折恢复期，以及肾虚挟瘀所致痹痛（增生性脊柱炎、腰椎间盘突出症）。

辨证药疗 **活血健骨片**

【药物组成】骨碎补（制）、血竭、续断、鹿角胶、红花、铁线透骨草、乳香（醋制）、没药（醋制）、鸡内金（炒）、石菖蒲。

【用法用量】饭后口服，一次12片，一日3次。

【功效主治】补肾健骨、宣痹止痛。用于股骨头缺血性坏死的肾虚瘀阻证，症见髋部疼痛，髋关节活动不利，腰膝酸软或跛行。

辨证药疗 **野木瓜片**

【药物组成】野木瓜。

【用法用量】口服，一次4片，一日3次。

【功效主治】祛风止痛、舒筋活络。用于风邪阻络型三叉神经痛，坐骨神经痛，风湿关节痛。

辨证药疗 风湿安泰片

【药物组成】生川乌、生草乌、马钱子、羌活、乌梢蛇、红花、骨碎补、乌梅、金银花、细辛等。

【用法用量】口服，一次2片，一日2~3次。

【功效主治】舒筋活血、祛风镇痛。用于筋骨麻木，手足拘挛，腰腿疼痛，风湿性关节炎。

辨证药疗 威灵骨刺膏

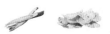

【药物组成】威灵仙、香加皮、赤芍、当归、防风、骨碎补、白芷、生川乌、生草乌、羌活、独活、紫荆皮、乳香、沉香、芥子、磁石、细辛、花椒等。

【用法用量】外用，一次12~48克，6~7日换药一次。休息1~3日，再继续贴用。

【功效主治】疏风除湿、温经止痛。用于寒湿痹阻所致的骨质增生、骨刺，症见麻木肿痛、屈伸不利。

辨证药疗 那如三味丸

【药物组成】诃子、荜茇、制草乌。

【用法用量】临睡前口服，一次2~3丸，一日1次。

【功效主治】祛风、止痛、散寒。用于风湿病，关节疼痛，腰腿冷痛，牙痛，白喉等。

辨证药疗 蠲痹抗生丸

【药物组成】熟地黄、鹿衔草、骨碎补、肉苁蓉、淫羊藿、鸡血藤、莱菔子。

【用法用量】口服，一次1~2丸，一日2次。

【功效主治】补骨、活血、止痛。用于肥大性脊椎炎，颈椎病，跟骨骨刺，增生性关节炎，大骨节病。

辨证
药疗 〉 **健骨生丸**

【**药物组成**】当归、三七、地龙、冰片、红花、珍珠、冬虫夏草等。

【**用法用量**】口服，一次4.5～9克，一日3次。饭前1小时温开水送服。或遵医嘱。

【**功效主治**】活血化瘀、通经活络、通血生骨。用于瘀血阻络、筋骨失养所引起的骨坏死等症。

辨证
药疗 〉 **生三七散**

【**药物组成**】三七。

【**用法用量**】口服，一次1～3克，一日3次。外用适量敷患处。

【**功效主治**】散瘀止血、消肿定痛。用于小面积外伤出血，跌扑肿痛。